MANUEL
DE L'OBSERVATEUR
EN MÉDECINE.

No. 62.

MANUEL

DE L'OBSERVATEUR

EN MÉDECINE,

PAR P. C. MARCHANT.

Naturæ scrutatorum
princeps Hippocrates.

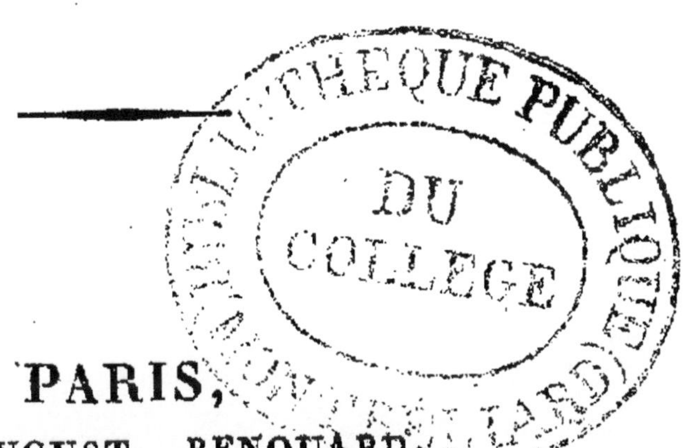

PARIS,

ANT.—AUGUST. RENOUARD,

RUE ST.-ANDRÉ-DES-ARCS, N° 55.

M DCCC XXII.

Le livre des Aphorismes, résultat d'une longue expérience acquise par de fidèles observations faites au lit des malades, a mérité à son auteur une éternelle célébrité.

En publiant cette nouvelle classification des Aphorismes d'Hippocrate, on s'est proposé de faciliter aux jeunes médecins les recherches et l'étude des vérités cliniques disséminées dans les ouvrages du

prince de la médecine, et d'en
rappeler le souvenir aux pra-
ticiens observateurs.

Indocti discant et ament meminisse periti.

MANUEL

DE L'OBSERVATEUR

EN MÉDECINE.

Les aphorismes classés dans ce Manuel, ont été recueillis sur le texte grec de l'édition de Vander-Linden.

A

ABATTEMENT. Voy. Forces.

ABCÈS. Diagnostic. *Cause.*

1. Le sang extravasé (et rassemblé) dans une cavité quelconque du corps (forme un abcès, parce qu'il) se putréfie. *Section* vj, *aph.* 20.

Signes précurseurs. 2. Il y a plus de douleur et de fièvre pendant la formation du pus, qu'après. ij, 47.

3. L'urine des néphrétiques présentant à sa surface des matières grasses et épaisses, les douleurs superficielles aux muscles de la colonne vertébrale, annoncent un dépôt à l'extérieur. Si ces douleurs sont profondes, le dépôt aura lieu intérieurement. vij, 35 et 36.

4. Si une maladie laisse après elle quelques douleurs locales, c'est à l'endroit douloureux qu'il se formera un abcès. iv, 32.

5. Mais si cette partie était déjà souffrante avant la maladie, c'est-là que se fixera la métastase. iv, 33.

Signes d'un abcès déjà formé.
6. Les abcès sont moins douloureux, et il y a moins de fièvre, après la formation du pus qu'auparavant. ij, 47.

7. On manque quelquefois d'in-

dices certains de la formation d'un abcès interne, parce que la matière est fort épaisse, ou qu'elle est profondément située. vj, 41.

Pronostic. *Signe de maladie prolongée.* 8. Les abcès qui se forment dans le cours des fièvres, sans se résoudre à l'époque de la crise, annoncent que la maladie sera longue. iv, 51.

Au dix-septième jour de la fièvre (adynamique) du Clazoménien, il se forma derrière les oreilles, des tumeurs qui ne purent se résoudre qu'au trente - unième de la maladie ; celle - ci se prolongea jusqu'au quarantième. *Epid. liv.* 1, *sect.* 3, *dixième malade.*

Bons signes. 9. Dans les cas d'abcès au foie, si on emploie le fer ou le feu, et que le pus évacué soit blanc, sans mélange ni mauvaise odeur, le malade guérit. vij, 45.

10. Lorsqu'on ouvre un em-

pyème avec le fer ou par le feu, si le pus sort blanc et pur, le malade guérit. vij, 44.

La vérité de cet aphorisme est confirmée par le précédent.

11. *Mauv. sign.* Lorsqu'un abcès s'ouvre à l'intérieur, il procure de la faiblesse, le malade vomit et perd la connaissance. vij, 8.

12. Une douleur opiniâtre des viscères abdominaux, suivie de suppuration, est de mauvais présage. vij, 22.

13. La suppuration ou la gangrène qui succède à l'érysipèle, est de mauvais augure. vij, 20.

Signes mortels. 14. Dans les cas d'abcès internes, si l'on emploie le feu ou l'instrument tranchant, et que le pus sorte rougeâtre, bourbeux et fétide, le malade meurt. vij, 44.

15. Dans l'opération de l'em-

pyème par le cautère ou par l'incision, si l'on évacue subitement une grande quantité de matières, le malade meurt. vj, 27.

16. L'abcès du foie ouvert par le feu est mortel, lorsqu'il en sort une matière semblable à du marc d'huile. vij, 45.

ABCÈS des articulations.

DIAGNOSTIC. *Cause.* 17. Dans une fièvre prolongée, il survient ordinairement des tumeurs ou des douleurs aux articulations. L'excès de nourriture est communément la cause de ces affections. iv, 44 et 45.

Signe précurs. 18. Un sentiment de lassitude, dans les fièvres, annonce des dépôts aux articulations, et surtout au voisinage des mâchoires. iv, 31.

Abcès avorté. 19. Quand on craint un abcès aux articulations, l'évacuation abondante d'urines épaisses et blanches, qui arrive quelquefois le quatrième jour des fièvres aiguës, accompagnées d'un sentiment de lassitude, fait disparaître tous les symptômes. On est encore plutôt délivré de ces abcès, s'il survient une hémorragie nasale. iv, 74.

Abcès d'un os. Diagnost. *Caus.* 20. Un os se carie lorsque les chairs qui le recouvrent sont gangrenées. vij, 77.

21. Tout ulcère qui dure un an et plus occasionne nécessairement la carie de l'os qui est dessous. vj, 45.

ABDOMEN. Voy. Ventre.

ABSTINENCE. Voy. Faim.

ACCÈS. Voy. Fièvre *intermittente*, Épilepsie.

ACCOUCHEMENT difficile. Diagnost. *Cause.* 1. Les femmes grosses qui ont une fièvre aiguë, et qui maigrissent beaucoup sans cause évidente, accouchent difficilement et dangereusement, ou sont menacées d'un avortement funeste. v, 55.

Pronost. *Bon signe.* 2. L'éternuement est utile dans les accouchemens difficiles; il favorise la sortie du placenta. v, 35, 49.

ADOLESCENCE. Voy. Age, n°s 17, 18, 19, 20.

AFFECTION iliaque. Voyez Passion iliaque.

Affection nerveuse. V. Nerfs.

AGE. 1. Le médecin doit considérer l'âge du sujet dans le traitement des maladies. j, 2.

2. Il doit aussi avoir égard à

l'âge, pour la prescription des alimens. j, 17.

3. Chez les jeunes sujets, l'augmentation de chaleur naturelle qui a lieu en hiver et au printemps, exige des alimens plus copieux. j, 15.

4. Les enfans épileptiques guérissent par les changemens d'âge. ij, 45.

5. Ceux dont la maladie s'accorde avec leur âge, sont moins en danger que les autres. ij, 34.

6. Les âges se trouvent bien ou mal des saisons, des lieux d'habitation, et du genre de vie. iij, 3.

7. Dans la vieillesse (de 50 à 60 ans), on supporte facilement le défaut d'alimens. Les sujets du moyen âge (de 28 à 49 ans) le souffrent moins : les adolescens ne peuvent l'endurer ; encore moins

les enfans, ceux principalement qui ont le plus de vivacité. j, 13.

PREMIER AGE. 8. Les nouveau-nés sont sujets aux ulcères de la bouche (aphtes), aux vomissemens, à la toux, aux frayeurs nocturnes (cauchemar), aux phlegmasies ombilicales, au suintement des oreilles. iij, 24.

9. A l'époque de la dentition, principalement à l'éruption des canines, les enfans, même ceux qui ont le plus d'embonpoint, ceux surtout qui ont habituellement le ventre resserré, éprouvent de fortes demangeaisons aux gencives, ils ont de la fièvre, des convulsions et la diarrhée. iij, 25.

ENFANCE. 10. Les enfans, même les plus vifs, ne supportent pas la privation des alimens. j, 13.

11. Ils ont beaucoup de chaleur naturelle, aussi ont-ils besoin

d'alimens copieux, sans quoi ils maigrissent. j, 14.

12. Un régime humide est nécessaire aux enfans. j, 16.

13. Les enfans et ceux qui touchent encore à l'enfance se trouvent très-bien et jouissent d'une bonne santé pendant le printemps et dans les commencemens de l'été. iij, 18.

14. On observe chez les enfans du deuxième âge des inflammations lentes aux amygdales, la courbure de la colonne épinière (rachitis), une gêne dans la respiration (dyspnée), le calcul vésical, des vers, des excroissances flottantes, des engorgemens aux glandes sous-maxillaires (satyriasis *), des scrophules et quantité d'autres tumeurs. iij, 26.

* Circà aures multis talia, qualia satyri habent. *Epid. lib.* viij, *tit.* 51, *n°* 16.

15. Les maladies (chroniques) des enfans se terminent pour la plupart en quarante jours, ou en sept mois, ou en sept ans, ou aux approches de la puberté. Celles qui subsistent dans l'adolescence, ou malgré l'éruption des règles chez les jeunes filles, sont communément incurables. iij, 28.

16. L'épilepsie qui existe avant l'âge de puberté, n'est pas incurable. v, 17.

ADOLESCENCE. 17. Aux approches de l'âge de puberté, outre les maladies de la seconde enfance, les jeunes gens sont sujets à des fièvres prolongées, et aux hémorragies du nez. iij, 27.

18. Les autres maladies des adolescens sont des hémoptysies, des fièvres aiguës (ardentes), la

phthisie, l'épilepsie, et autres ci-dessus désignées. iij, 29.

19. Ceux qui ont le ventre relâché dans la jeunesse, sont constipés dans l'âge avancé. Ceux au contraire qui ont le ventre sec étant jeunes, l'auront humide dans leur vieillesse. ij, 20.

20. Les jeunes gens qui ont le ventre humide, guérissent plus facilement de leurs maladies que ceux qui l'ont habituellement resserré. ij, 53.

Age viril. 21. Les sujets dans l'âge de vigueur (de 28 à 49) supportent facilement la dernière moitié de l'automne et les froids de l'hiver suivant. iij, 18.

22. Les maladies particulières à cet âge sont des asthmes, des pleurésies, des péripneumonies, des léthargies, des phrénésies, des fièvres ardentes, des diar-

rhées chroniques, des choléras, des dyssenteries, des lienteries et des hémorroïdes. iij, 3o.

23. L'apoplexie attaque les gens de quarante ans et au-dessus. v, 57.

Vieillesse. 24. Les vieillards supportent facilement le jeûne. j, 13.

25. Ayant peu de chaleur naturelle, ils vivent de peu d'alimens. Leurs fièvres sont moins aiguës que chez les autres sujets, parce qu'ils ont le corps froid. j, 14.

26. Ils sont en général moins sujets aux maladies (aiguës que les jeunes gens); mais les affections chroniques les accompagnent jusqu'au tombeau. j, 39.

27. Les enrouemens et les enchifrenemens ne parviennent pas

chez eux à un état de coction
parfaite. ij, 40.

28. Les vieillards supportent
plus facilement les travaux pénibles dont ils ont l'habitude, que
les sujets jeunes et forts ne supportent ceux auxquels ils ne sont
pas accoutumés. ij, 49.

29. Ils guérissent plus difficilement de leurs maladies que les
jeunes gens, parce qu'ils ont le
ventre resserré. ij, 53.

30. Une taille élevée est fort
incommode dans la vieillesse; une
petite stature serait alors plus convenable. ij, 54.

31. L'été et le commencement
de l'automne sont favorables aux
vieilles gens. iij, 18.

32. Les maladies qui dominent
à cet âge sont des asthmes fort
pénibles, des catarrhes tussicu-
leux, la goutte, les maladies des

reins, les vertiges, l'apoplexie, la cachexie, des demangeaisons de tout le corps, l'insomnie, les diarrhées, la lippitude, l'écoulement nasal, l'obscurcissement de la vue, le glaucome (cataracte) et la dureté de l'ouïe. iij, 31.

33. Les affections des reins et de la vessie sont difficiles à guérir dans la vieillesse. vj, 6.

ALIÉNATION mentale. Voy. Délire, Manie, Phrénésie.

ALIMENT. Voy. Régime.

AMYGDALES. Diagnost. Les enfans du deuxième âge sont sujets aux inflammations des amygdales. iij, 26.

ANGINE. Diagnost. *Causes.* 1. Le printemps, l'automne et toute saison pluvieuse favorisent la production de cette maladie. iij, 16, 20, 22.

PRONOST. *Bons sign.* 2. Les tumeurs qui se forment à l'extérieur du cou sont avantageuses dans l'angine. vij, 37.

3. La rougeur et la tumeur qui paraissent sur la poitrine sont également utiles dans cette maladie. vij, 49.

Signe mort. 4. Lorsqu'une angine disparaît subitement et se porte sur les poumons, le malade périt dans l'espace de sept jours ; et s'il vit au delà de ce terme, la suppuration s'établit. v, 10.

ANOREXIE. Voy. APPÉTIT (perte d'), n° 4 et suiv.

ANUS. THÉRAPEUTIQUE. La chaleur calme et guérit les affections de l'anus. Le froid leur est très-nuisible. v, 22.

ANXIÉTÉ. Tʜᴇ́ʀᴀᴘᴇᴜᴛ. L'eau vineuse fait cesser l'anxiété. vij, 56.

APHONIE. Voy. Vᴏɪx (perte de la).

APHTES. Dɪᴀɢɴ. *Cause.* Les enfans du premier âge sont sujets aux aphtes. iïj, 24.

APOPLEXIE. Dɪᴀɢɴ. *Caus.* 1. Les saisons pluvieuses et l'hi-ver produisent des apoplexies. iïj, 16 et 23.

2. Cette maladie arrive princi-palement depuis l'âge de quarante à soixante ans, et aussi pendant la vieillesse. vj, 57. — iïj, 31.

3. Une forte commotion du cerveau, quelle qu'en soit la

cause, produit nécessairement l'apoplexie. vij, 58.

Signes précurs. 4. Les transports d'humeurs sont dangereux dans les affections mélancoliques, parce qu'ils peuvent présager l'apoplexie. vj, 56.

Pronost. *Sign. mort.* 5. L'apoplexie légère est difficile à guérir ; la forte est funeste. ij, 42.

6. Les personnes en santé qui sont prises subitement de douleurs de tête, avec perte de la parole et respiration stertoreuse, meurent dans l'espace de sept jours, à moins que la fièvre ne survienne. vj, 51.

APPÉTIT. Diagn. 1. Après une maladie, celui qui mange beaucoup, et dont le corps ne profite pas, est dans un état fâcheux. ij, 31.

2. A l'issue des maladies, une grande partie de ceux qui prennent beaucoup d'alimens sans reprendre des forces, finissent par en être dégoûtés ; ceux au contraire qui ont d'abord du dégoût et qui désirent ensuite de manger, se rétablissent plus promptement. ij, 32.

3. Le défaut de forces chez un convalescent qui mange avec appétit, désigne qu'il ne vit pas assez sobrement. ij, 8.

APPÉTIT (DÉFAUT OU PERTE D').
DIAGN. 4. Si une femme a perdu l'appétit, si ses règles sont supprimées, sans frissons et sans fièvre, on peut soupçonner qu'elle est enceinte. vj, 61.

PRONOST. *Mauv. sign.* 5. Dans les dyssenteries prolongées, le manque d'appétit est à craindre ;

il l'est encore plus lorsqu'il y a fièvre. vj, 3.

6. L'inappétence est mauvaise dans les maladies chroniques. vij, 6.

Thérap. 7. Un état de faiblesse continuelle chez un convalescent qui mange sans appétit, indique le besoin d'une purgation. ij, 8.

8. Le défaut d'appétit, avec douleur à l'orifice supérieur de l'estomac, vertiges et amertume de la bouche, sans fièvre, désigne l'emploi d'un émétique. iv, 17.

AROMATE. V. Fumigation.

ARRIÈRE-FAIX. Voy. Placenta.

ART. L'art de guérir exige de longues études. j, 1.

ARTICULATIONS. Diagn. 1. Les tumeurs ou les vives douleurs des articulations suivent les fièvres (aiguës) de longue durée. iv, 44.

2. Ces tumeurs et ces douleurs arrivent à ceux qui prennent trop d'alimens. iv, 45.

Sign. précurs. 3. Dans les fièvres, les malades qui éprouvent un sentiment de lassitude auront des dépôts aux articulations, et surtout près des mâchoires. iv, 31.

Pronost. *Bons sign.* 4. Lorsqu'on craint un dépôt des articulations, l'évacuation abondante d'urines épaisses et blanches, qui arrive quelquefois le quatrième jour des fièvres aiguës, avec un sentiment de lassitude, fait disparaître tous les symptômes. On est encore mieux préservé de ces dépôts, s'il survient une hémorragie nasale. iv, 74.

Thérap. 5. La douche d'eau

froide fait cesser les douleurs et disparaître les tumeurs non ulcé-rées des articulations. v, 25. Voyez GOUTTE.

ASCITE. Voy. HYDROPISIE.

ASTHME. Voy. RESPIRATION.

ASTRINGENS. Voyez RA-FRAÎCHISSANS.

ATRABILE. Voy. BILE.

ATROPHIE. DIAGN. *Caus.* La jambe s'atrophie après une luxation (non réduite) de la tête du fémur, occasionnée par une douleur chronique de sciatique, contre laquelle on n'a pas em-ployé le feu. vj, 60.

AUTOMNE. Voy. SAISON, nᵒˢ 6, 8, 16, 17, 18, 29.

AVORTEMENT. Voy. GROS-SESSE.

B

BAILLEMENT. Thérapeut. Une boisson d'eau vineuse fait cesser le bâillement. vij, 56.

BAIN. Thérap. Le bain guérit la douleur des yeux. vj, 31. — vij, 46.

BÉGAIEMENT. Les bègues sont sujets principalement à la diarrhée chronique. vj, 32.

BILE NOIRE. Diagn. *Caus.* 1. Une température sèche et froide donne lieu à des affections atrabilaires, chez les sujets d'une constitution sèche (et bilieuse). iij, 14.

2. Le printemps et l'automne produisent des mélancolies. iij, 20, 22.

3. La crainte et la tristesse

continuelles sont occasionnées par la bile noire. vj, 23.

4. Une paralysie subite de la langue ou de toute autre partie du corps est l'effet de l'atrabile. vij, 40.

5. Une maladie est grave quand les matières fécales contiennent beaucoup de bile noire; elle est, au contraire, légère, lorsqu'il y en a peu. vij, 68.

Pronost. *Bon sign.* 6. Les hémorroïdes sont avantageuses aux mélancoliques. vj, 11.

Mauv. sign. 7. Les métastases sont fort nuisibles dans les maladies causées par l'atrabile, parce qu'elles annoncent (pour l'ordinaire) l'apoplexie (ou une paralysie), ou des spasmes, ou la cécité, ou la manie. vj, 56.

8. Les vomissemens et les déjections de bile noire sont fu-

nestes au début des maladies. j, 22.

9. Quiconque est considérablement exténué après une maladie aiguë ou chronique, ou par suite de blessure, ou par toute autre cause, s'il rend de la bile noire par le haut ou par le bas, ou toute autre matière semblable à du sang noir, meurt le lendemain. iv, 23.

10. Les évacuations fréquentes d'atrabile sont mortelles dans la dyssenterie. j, 24.

Thérap. 11. Purgez fortement par les voies inférieures, dans les affections atrabilaires. Conduisez-vous par les mêmes principes dans les cas où la bile affecte une direction contraire *. iv, 9.

* C'est-à-dire qu'il faut, par la même raison, prescrire un vomitif, lorsque c'est la bile jaune qui domine.

BLESSURE. Voyez Plaie.

BOISSON. 1. Les alimens liquides restaurent mieux que ceux qui sont solides. ij, 11.

2. Une boisson peu salubre, mais qui plaît, est moins nuisible qu'une plus salubre qui ne plaît pas. Il faut préférer la première. ij, 38.

Pronost. *Mauv. sign.* 3. Le frisson spasmodique causé par un excès de boisson (fermentée) est de mauvais augure. vij, 7.

Voyez Eau, Régime, Vin.

BOSSU. Voy. Gibbosité.

BOUCHE. Diagnost. *Caus.* 1. Les ulcérations de la bouche règnent principalement en été. iij, 21.

2. Les nouveau-nés sont sujets aux ulcères superficiels (aphtes) de la bouche. iij, 24.

Tʜᴇ́ʀᴀᴘ. 3. L'amertume de la bouche est un des signes qui indiquent la nécessité de faire vomir. iv, 17.

Voyez, Aᴍʏɢᴅᴀʟᴇs, Aɴɢɪɴᴇ, Dᴇɴᴛs, Éᴄᴜᴍᴇ, Gᴇɴᴄɪᴠᴇ, Gᴏʀɢᴇ, Lᴀɴɢᴜᴇ.

BUBON. Pʀᴏɴ. *Mauv. sign.*

Les fièvres qui accompagnent les bubons sont de mauvais augure, lorsqu'elles se prolongent au delà de vingt-quatre heures. iv, 55.

C

CACHEXIE. Dɪᴀɢɴ. *Cause.*

Les vieillards sont disposés à la cachexie. iij, 31.

CALCUL. Dɪᴀɢɴᴏsᴛ. *Caus.*

1. Les enfans du deuxième âge sont sujets à cette maladie. iij, 26.

Signes présens. 2. Les sujets dont les urines présentent un sédiment sablonneux ont la vessie calculeuse. iv, 79.

Cela est-il toujours vrai?

CANCER. Tʜᴇ́ʀᴀᴘ. Il ne faut pas traiter les cancers occultes; car si on les attaque par des médicamens, le malade périt plus tôt. Ceux qu'on abandonne aux soins de la nature laissent vivre plus long-temps. vj, 38.

CARDIALGIE. V. Vᴇɴᴛʀᴇ, nᵒˢ 15, 20.

CARTILAGE. Un cartilage entièrement coupé ne recroît ni ne se réunit. vj, 19. — vij, 28.

Sentence douteuse.

CATARACTE. Dɪᴀɢɴ. *Caus.* Les vieilles gens sont sujettes à la cataracte*. iij, 31.

* Aveuglement plus ou moins complet, causé par l'opacité du cristallin ou de sa capsule.

CATARRHE. Diagn. *Cause.*
1. Un printemps sec et boréal, qui succède à un hiver doux, pluvieux et austral, produit, chez les vieillards, des catarrhes funestes. iij, 12.

2. L'hiver cause aussi des affections catarrhales. iij, 23.

3. La vieillesse dispose aux maladies catarrhales. ij, 31.

Pronost. 4. Les enrouemens et les enchifrenemens des vieillards n'arrivent jamais à l'état de coction parfaite. ij, 40.

5. Les catarrhes pituiteux de la tête produisent les déjections écumeuses qu'on observe dans les diarrhées. vij, 30.

6. Les catarrhes qui se portent sur la poitrine, déterminent la suppuration en vingt jours. vij, 38.

CÉCITÉ. Diagn. *Caus.* Dans

2.

les maladies causées par la bile noire, les métastases présagent la cécité. vj, 56.

CÉPHALALGIE. Diagnost.

Causes. 1. On voit régner de violentes douleurs de tête pendant l'hiver qui suit un automne pluvieux et austral, après un été sec et boréal. iij, 13.

2. L'hiver produit des céphalalgies (catarrhales). iij, 23.

3. Les urines qui, dans les fièvres, sont troubles comme celles des jumens, accompagnent ou précèdent les violens maux de tête. iv, 70.

Pronost. *Bons sign.* 4. Les douleurs vives de la tête ou des parties voisines, se terminent communément par une évacuation de pus, de sérosité ou de sang, qui a lieu par les narines,

par la bouche ou par les oreilles.
vj, 10.

Sign. mort. 5. Si, dans l'état de santé, on est subitement pris de douleur de tête, avec perte de la parole et respiration sterto-reuse, on meurt en sept jours, à moins que la fièvre ne survienne. vj, 51.

Thérap. 6. On fait mal de donner du lait à ceux qui souffrent de la tête. v, 44.

7. Dans les cas de douleur à la partie postérieure de la tête, une saignée pratiquée à la veine frontale est avantageuse. v, 68.

CERVEAU. Thérap. 1. Le froid nuit au cerveau; la chaleur lui est utile. v, 18.

Cerveau (commotion du). Diagnost. 2. Ceux qui, par une cause quelconque, éprouvent une forte commotion du cerveau, perdent aussitôt la parole. vij, 58.

CERVEAU (PLAIE DU). DIAGN. 3. Après la blessure du cerveau, il y a nécessairement fièvre et vomissement bilieux. vj, 5o.

PRONOST. *Mauv. sign.* 4. Dans les blessures du cerveau, le délire et la stupeur sont de mauvais augure. vij, 14.

Sign. mort. 5. La blessure du cerveau est (souvent) mortelle. vj, 18.

Voyez CRANE.

CERVEAU (SPHACÈLE DU). PRON. *Sign. mort.* 6. Ceux qui ont le cerveau sphacélé périssent en trois jours, et s'ils passent ce terme, ils guérissent. vij, 5o.

CHALEUR. *Bons effets.* 1. La chaleur est utile aux os,

aux dents, aux nerfs, au cerveau et à la moelle épinière. v, 18.

2. La chaleur favorise la suppuration des plaies, à l'exception de celles qui sont récentes. Elle donne une assurance de guérison ; elle atténue la peau et la rend souple ; elle apaise les douleurs; elle modère les violens frissons, les convulsions, même le tétanos.; elle guérit les pesanteurs de tête ; elle est principalement nécessaire aux ulcères de la tête, aux génitoires, à la vessie. Toutes ces parties aiment la chaleur, parce qu'elle leur procure des crises, parce que le froid leur nuit et leur ôte la vie. v, 22.

Mauvais effets. 3. L'abus de la chaleur rend les chairs trop molles, affaiblit les nerfs, engourdit l'esprit, occasionne des hémorragies, des défaillances, et enfin la mort. v, 16.

CHALEUR DU CORPS. DIAGNOST.

4. Les corps qui croissent ont beaucoup de chaleur naturelle : les vieillards en ont peu. j, 14.

5. En hiver et au printemps, la chaleur du corps se porte de la circonférence au centre. j, 15.

6. Toute partie du corps plus chaude qu'à l'ordinaire, est le siége d'une maladie. iv, 39.

PRONOST. *Mauv. sign.* 7. La chaleur du corps qui augmente après un refroidissement, signifie que la maladie sera longue. iv, 40.

8. L'extrême chaleur du corps, qui précède les convulsions ou le tétanos, est de mauvais augure. vij, 13.

Sign. mort. 9. Chaleur brû-lante à l'intérieur, froid des extrémités, soif, sont des signes mortels, dans les fièvres continues. iv, 48.

THÉRAP. 10. Il est dangereux d'échauffer beaucoup et subitement. ij, 51.

11. Réchauffez les parties qui n'ont plus de chaleur, mais non celles d'où le sang coule ou coulera bientôt. v, 19.

CHANGEMENT. PRONOSTIC.

Mauv. sign. 1. Les changemens qui s'opèrent dans tout le corps, soit qu'il s'échauffe après s'être refroidi, soit qu'il change de couleur, dénotent qu'une maladie sera longue. iv, 40.

THÉRAP. 2. Les grands changemens opérés subitement sont dangereux. Ce qui se fait petit à petit est bien plus sûr, particulièrement si l'on passe par gradation d'une chose à une autre. ij, 51.

CHAUVES. 1. Les eunuques ne deviennent pas chauves. vj, 28.

2. Ceux qui ont perdu leurs cheveux (pour cause de teigne opiniâtre) ne sont pas sujets aux grandes varices , mais s'il leur survient des varices (la teigne se guérit), ils deviennent chevelus. vj , 34.

CHEVEUX. Diagn. 1. Les filamens semblables à des cheveux, qui se trouvent dans les urines épaisses, viennent des reins. iv, 76.

2. Les hommes ont la peau plus raréfiée (que les femmes); le poil en est la preuve. v, 69.

Pron. *Sign. mort.* 3. La chute des cheveux est un signe de mort prochaine chez les phthisiques, surtout si leurs crachats jetés sur le feu, ont une mauvaise odeur, et si la diarrhée leur survient. v, 11, 12.

CHOLERA - morbus. Diagn. *Caus.* C'est dans l'âge de vigueur (de 28 à 49 ans), qu'on est le plus exposé au choléra. iij, 30.

CLAUDICATION. Diagnos. *Caus.* La claudication a lieu après une luxation (non réduite) du fémur, par suite d'une longue douleur de sciatique, à moins qu'on n'y ait appliqué le feu. vj, 60.

CLIMAT. Thérap. 1. Avant que d'employer les purgatifs, il faut considérer s'ils conviennent par rapport au climat. j, 2.

2. Dans la prescription du régime, accordez quelque chose à la nature du pays. j, 17.

COCTION. Thérap. On doit évacuer et mettre en mouvement les matières, après leur coction, non celles qui sont encore crues, à moins qu'elles ne soient trop abondantes, ce qui arrive rarement. j, 22.

CŒUR. Pronostic. *Sign. mort.* La blessure du cœur est (tôt ou tard) mortelle. vj, 18.

CONCEPTION. Voy. Grossesse.

CONSTITUTION atmosphérique. Voyez Saison.

Constitution physique de l'homme. Voyez Nature.

CONTRAIRES. Thérapeut. 1. Les maladies occasionnées par réplétion, cèdent aux évacuans ; celles qui procèdent d'évacuations trop abondantes se guérissent par des restaurans. On doit ainsi, dans toutes autres occasions, opposer les contraires à tout ce qui nuit. ij, 22.

2. Le repos guérit les lassitudes produites par de trop grands mouvemens du corps. ij, 48.

3. Réchauffez les parties refroidies, à l'exception de celles qui sont ou qui seront bientôt prises d'hémorragie. v, 19.

CONVALESCENCE. Pron.

Bon signe. 1. Le sommeil est utile aux convalescens qui ont soif pendant la nuit. v, 27.

Mauv. sign. 2. Si les évacuations trop fortes sont dangereuses, les restaurations portées à l'excès ne le sont pas moins. j, 3.

3. Bien manger à l'issue d'une maladie, et ne pas reprendre des

forces, est un mauvais signe. ij, 31.

*Présag. d'autre maladie.*4.Une douleur qui, pendant la convalescence, se fixe sur une partie quelconque, y produit un abcès. iv, 32.

Thérapeut. 5. Le défaut de forces chez un convalescent qui manque d'appétit, indique le besoin d'un purgatif. ij, 8.

Cette sentence n'est pas applicable à tous les convalescens faibles qui manquent d'appétit; car la convalescence d'une maladie aiguë peut se convertir en une affection chronique, dans laquelle un dégoût prolongé est ordinairement un signe dangereux.

Régime des Convalescens. Voy. Régime, n° 27 et suivans.

CONVULSION. Diagnostic. *Causes.* 1. La dentition difficile occasionne des convulsions. iij, 25.

2. L'ellébore donne des convulsions aux personnes qui se portent bien. iv, 16.

3. Les convulsions peuvent être produites par le froid. v, 17.

4. Si les bords d'une plaie située sur quelque partie postérieure, sont tuméfiés, et que cette tuméfaction disparaisse subitement, il survient des convulsions. v, 65.

5. Un état de pléthore, ou des évacuations excessives peuvent aussi donner des convulsions. vj, 39.

Signes précurs. 6. Les métastases sont suivies de convulsions dans les maladies atrabilaires. vj, 56.

Sign. présent. 7. La respiration entrecoupée décèle un état spasmodique dans les fièvres aiguës. iv, 68.

Pronost. 8. Il vaut mieux que la fièvre se joigne à la convulsion, que celle-ci à la fièvre. ij, 26.

Bons sign. 9. La fièvre qui se joint aux convulsions les fait cesser. iv, 57.

10. La convulsion ne se joint pas à la fièvre quarte ; mais celle-ci guérit la convulsion. v, 70.

Mauv. sign. 11. Les convulsions sont de mauvais augure dans les fièvres aiguës. iv, 66.

12. Dans les fièvres, les convulsions qui suivent immédiatement le sommeil sont mauvaises. v, 56.

13. Les spasmes qui succèdent aux grandes pertes de sang, sont bien fâcheux. v, 3. — vij, 9.

14. Ceux qui sont occasionnés par une superpurgation sont aussi fort mauvais. v, 4.

15. Les convulsions qui se

joignent au flux menstruel sont redoutables. v, 56.

16. Celles qui surviennent dans la passion iliaque rendent la maladie plus grave. vij, 10.

17. Elles sont également mauvaises lorsqu'elles sont causées par une chaleur brûlante (du corps). vij, 13.

18. Les spasmes qui résultent d'une insomnie (prolongée) sont à craindre. vij, 18.

Sign. mort. 19. Les mouvemens convulsifs des lèvres, ou des sourcils, ou des yeux, ou des paupières, ou des narines, dans une fièvre continue (aiguë), avec faiblesse, vue trouble et surdité, présagent une mort prochaine. iv, 49.

20. L'ellébore (ou tout autre purgatif violent) donne des convulsions mortelles. v, 1.—vij, 25.

21. La convulsion produite par une blessure est (souvent) funeste. v, 2.

22. Un homme pris de vin, qui devient tout à coup muet, meurt dans les convulsions, à moins que la fièvre ne survienne, ou qu'il ne recouvre l'usage de la parole à l'époque où l'ivresse doit cesser. v, 5.

Thérap. 23. La chaleur (l'eau chaude) modère les convulsions. v, 22.

24. Les spasmes diminuent, se calment à un certain degré, par une grande aspersion d'eau froide (dans certains cas seulement). v, 25.

Voyez Tétanos.

CORPS (chaleur du). Voyez Chaleur, n° 4 et suivans.

Corps (froid du). Voy. Froid, nº 8 et suiv.

CORYZA. Voyez Enchifrenement.

COTÉ (douleur de). Diagn. *Causes.* 1. Les vents du nord produisent des douleurs de côté. iij , 5.

2. L'hiver occasionne aussi ces douleurs. iij , 23.

3. La tuméfaction des blessures antérieures , qui disparaît subitement , est suivie de douleurs aiguës de côté. v , 65.

4. Observez si les douleurs de côté présentent une grande différence entre elles. vj , 5.

Voy. Pleurésie.

COU. Pronostic. *Bon signe.* 1. Les tumeurs qui se forment

à l'extérieur du cou, sont avantageuses dans l'esquinancie. vj, 37.

Sign. mort. 2. Dans une fièvre,
le prompt renversement du cou,
avec déglutition difficile, sans tumeur à la gorge, est un cas mortel. iv, 35. — vij, 58.

COULEUR. Diagnost. 1. Les
constitutions quotidiennes boréales animent les couleurs de la
peau. iij, 17.

2. Une femme grosse d'un
garçon a (pour l'ordinaire) le
teint animé : elle est au contraire
mal colorée lorsqu'elle porte une
fille. v, 42.

Cet aphorisme est sujet à contestation, car
on observe souvent le contraire.

Pronost. *Sign. de prolongat.*
3. Les changemens fréquens de
couleur, qui se font sur tout le

coprs, dénotent que la maladie sera longue. iv, 40 — vij, 60. Voy. Lividité.

CRACHATS. Pronost. 1. Si les crachats se manifestent dès l'invasion de la pleurésie, la maladie sera courte ; dans le cas contraire, elle sera longue. j, 12.

Bons sign. 2. Dans toutes les pleurésies et les péripneumonies, les crachats (mélangés de jaune) qui sortent facilement et promptement, sont d'un bon présage. j, 12.

3. Les matières livides, noires, bilieuses, fétides, qui, dans les fièvres continues, s'évacuent convenablement par les crachats, sont d'un bon augure. iv, 47.

Mauv. sign. 4. Celles, au contraire, dont l'expectoration est supprimée, sont d'un mauvais présage. iv, 47.

Sign. mort. 5. Jetez sur des charbons ardens les crachats d'un phthisique dont les cheveux tombent ; si ces crachats exhalent une mauvaise odeur, le malade est près de sa fin, surtout si la diarrhée lui survient. v, 11, 12, 14.

6. Aux crachats purulens succède la phthisie, ensuite la diarrhée (colliquative); et la suppression des crachats occasionne la mort. vij, 16.

CRACHEMENT de sang. Voyez HÉMOPTYSIE.

CRACHEMENT de pus. Voyez PUS, n° 3, 11, 12, 17, 19.

CRAINTE. DIAGN. La crainte et la tristesse qui durent long-temps, caractérisent la mélancolie. vj, 23.

CRANE. Une blessure pénétrante du crâne est suivie de délire. vij, 24.

CRISE. Diagnost. 1. La nuit qui précède une bonne crise est pénible ; celle qui la suit est souvent assez tranquille. ij, 13.

Pronost. 2. Les urines, les déjections, les sueurs font présager des crises faciles ou pénibles. j, 12.

Mauv. sign. 3. Les frissons convulsifs qui surviennent au sixième jour des fièvres (continues), rendent la crise difficile. iv, 29.

Sign. de prolong. 4. Dans les fièvres, les abcès qui ne se terminent pas au temps des premières crises, annoncent que la maladie sera longue. iv, 51.

Sign. de récid. 5. Ce qui reste

d'une maladie, après la crise, occasionne ordinairement une récidive *. ij, 12.

* La fièvre ardente de Mélidie cessa au septième jour; mais la malade éprouvant encore des douleurs, il y eut une récidive qui fut jugée le onzième. *Epid. liv.* 1, *sect.* 3, *quatorzième malade.*

'La pleurésie d'Anaxion fut jugée au dix-septième jour; néanmoins elle se renouvela dix jours après la crise, parce que la soif n'était point apaisée, et que les urines ni les crachats ne présentaient aucun signe de coction parfaite. Le malade n'entra en convalescence qu'au trente-quatrième jour. *Ibid. liv.* 3, *sect.* 3, *huitième malade.*

6. Toute fièvre qui se termine hors l'époque de la crise, reparaît ordinairement. iv, 61.

THÉRAP. 7. Dans les maladies qui finissent ou qui viennent de se terminer par une crise parfaite, on ne doit prescrire aucun nouveau remède, ni purgation, ni tout autre moyen actif. La nature doit être alors abandonnée à elle-même. j, 20.

JOURS CRITIQUES. PRONOSTIC.
8. Le quatrième jour indique ce qui doit se passer au septième ; le huitième étant le premier de la deuxième semaine, le onzième, qui est le quatrième de cette même semaine, indique ce que l'on doit observer au quatorzième : le dix-septième est de même l'indicateur du vingtième, parce qu'il est le quatrième jour du troisième septenaire qui commence au quatorzième, et le septième du même septenaire, à compter du onzième, ij, 24.

9. Les sueurs (ou toute autre évacuation utile) qui commencent les troisième, cinquième, septième, neuvième, onzième, quatorzième, dix-septième, vingt-unième, vingt-septième, trente-

unième et trente-quatrième jours,
terminent la maladie. Celles, au
contraire, qui se manifestent à
d'autres jours que ceux-là, présagent des symptômes graves, ou
une prolongation, ou une récidive. iv, 36.

10. Les sueurs qui paraissent
aux jours critiques sont dangereuses, lorsqu'elles sont abondantes et rapides; il en est de
même de celles qui sortent goutte
à goutte du front, comme l'eau
qui coule d'une source, si elles
sont froides et copieuses. Car de
telles sueurs ne peuvent sortir
qu'avec violence, très-péniblement, et par une expression de
longue durée. viij, 4.

11. L'urine qui présente au
quatrième jour un nuage un peu
rouge, promet la terminaison de
la maladie pour le septième jour,

pourvu toutefois que les autres signes soient favorables. iv, 71.

Mon ancien maître, le professeur Rougnon, dans ses *Considerationes pathologico-semeioticæ*, tom. 1, pag. 253 (*sunt-ne dies critici, et quinam secudùm Hippocratem?*), a donné des détails interpretatifs tres-lumineux sur la doctrine des jours critiques établie par le Vieillard de Cos.

D

DARTRES. Diagnost. *Caus.*

1. Le printemps favorise la production des dartres vives et des farineuses. iij, 20.

Thérap. 2. La chaleur (celle de l'eau principalement) apaise et guérit les dartres rongeantes. v, 22.

DÉFAILLANCE. Diagnost.

Causes. 1. Une purgation , la mauvaise nourriture donnent des défaillances à ceux qui se portent bien. ij, 36.

2. L'abus de la chaleur produit la défaillance. v, 16.

3. La défaillance est aussi occasionnée par la rupture d'un abcès interne. vij, 8.

Pronost. *Mauv. sign.* 4. Les défaillances qui ont lieu pendant l'évacuation menstruelle, sont mauvaises. v, 56.

Sign. mort. 5. Ceux qui tombent souvent dans de fortes syncopes, sans cause manifeste, meurent subitement. ij, 41.

DÉGLUTITION. Pronostic.

Sign. mort. Ne pouvoir avaler, ni tourner le cou, sans qu'il y ait tumeur à la gorge, est un état le plus souvent mortel, dans la fièvre aiguë. iv, 35.

DÉGOUT. V. Appétit (perte d').

DÉJECTION alvine. **Diagn.**
1. Les alimens bien nourrissans , qui digèrent promptement , procurent de promptes déjections. ïj, 18.

2. Les déjections sont peu copieuses chez ceux qui urinent beaucoup pendant la nuit. iv, 83.

3. Dans les diarrhées , les catarrhes pituiteux de la tête donnent lieu aux déjections écumeuses. vij, 3o.

Pronost. 4. On jugera par les déjections si une maladie cessera facilement ou non, et quelle sera sa durée. j, 12.

5. Ceux qui , dans la jeunesse , ont le ventre relâché , seront constipés dans la vieillesse; ceux, au contraire , qui ont le

ventre privé d'humidité, seront relâchés dans l'âge avancé. ij, 20.

6. Les déjections humides sont préférables aux sèches. ij, 53.

7. La crudité des matières stercorales est causée par l'atrabile. Lorsque ces matières sont crues, plus ou moins copieuses, la maladie sera plus ou moins longue. vij, 68.

Bon sign. 8. Les selles copieuses, dans les fièvres aiguës, dissipent la dureté de l'ouïe. iv, 60.

Mauv. sign. 9. Déjections non mélangées, et perte d'appétit sont de mauvais augure dans les maladies chroniques. vij, 6.

DÉJECTIONS BILIEUSES. DIAGN. 10. Dans les maux de gorge, avec tubercules à la surface du corps, observez les matières fécales : sont-elles bilieuses ? tout le corps est malade ; sont-elles comme dans l'état de santé? vous pouvez sans crainte prescrire des alimens. ij, 15.

Pron. *Bons sign.* 11. (Dans les fièvres) la surdité fait cesser les déjections bilieuses ; de même la surdité disparaît, lorsque ces déjections surviennent. iv, 28.

Thérap. 12. Ne donnez pas du lait à ceux qui ont des selles bilieuses. v, 64.

Déjections noires. Pronost. *Mauvais sign.* 13. Les excrémens qui ont l'aspect d'un sang noir, qui sortent involontairement, qu'il y ait de la fièvre ou non, sont très-mauvais. Le mal est d'autant plus fâcheux, que la couleur de ces matières est plus mauvaise, à moins qu'elle ne soit l'effet d'un purgatif; dans ce cas, il y a moins de mal ; et si la couleur des déjections est bien variée, le mal est encore moindre. iv, 21.

Sign. mort. 14. Une maladie devient mortelle, lorsque les déjections sont noires dès les premiers jours. iv, 22.

15. Un convalescent exténué, qui rend par le haut ou par le bas, de la bile noire, ou toute autre matière semblable à du sang noir, mourra le lendemain. iv, 23.

Dejections sanguines. Pron. *Bon signe.* 16. Le sang noir évacué par les selles, est d'un bon présage. iv, 25.

Voy. Diarrhée.

DÉLIRE. Diagnostic. *Caus.* 1. Le délire peut être occasionné par une fracture pénétrante des os du crâne. vij, 24.

Sign. présens. 2. L'esprit est altéré chez celui qui, ayant une vive irritation dans une partie quelconque, ne donne aucun signe de douleur. ij, 6.

Pronost. *Bons signes.* 3. Le délire qui cède au sommeil est d'un bon augure. ij, 2.

4. Dans toute maladie, avoir l'esprit présent, prendre volontiers ce qui est présenté, est un bon signe. iij, 33.

5. Ceux qui ont des tuméfactions sur les bords de leurs blessures, sont moins exposés au délire que ceux qui n'en ont pas. v, 65.

6. Dans les fièvres ardentes, le délire fait cesser le tremblement. vj, 26.

7. Le délire dans lequel un malade rit, n'est pas à craindre. vj, 53.

Mauvais signes. 8. Dans les maladies, avoir l'esprit égaré, refuser ou prendre difficilement les choses présentées, sont de mauvais signes. iij, 33.

9. Le délire accompagné d'inquiétudes sérieuses, est mauvais. vj, 53.

10. Avec frissons spasmodiques, il est dangereux, chez un homme ivre. vij, 7.

11. Le délire qui survient après une hémorragie est à craindre, de même que celui qu'on observerait dans l'iléus. vij, 9, 10.

12. Il est encore mauvais après les blessures de la tête. vij, 14.

13. Le délire qui résulte de l'insommie (prolongée), est d'un mauvais présage. vij, 18.

Sign. mort. 14. Dans les fièvres continues (aiguës), le délire qui

accompagne une respiration difficile* est mortel. iv, 5o.

* La femme de Déalcès, qui expira le vingt-
unième jour d'une fièvre ataxique, se
trouva dans cet état au quatrième jour.
Epid. liv. 3, sect. 3, quinzième malade.
Anaxion respirait difficilement à cause de sa
douleur pleurétique; il était dans le délire
depuis le sixieme jour jusqu'au dix-sep-
tieme; mais les urines ayant été bonnes
pendant toute la maladie, Anaxion entra
en convalescence le trente-quatrième jour.
Ibid. liv. 3, sect. 3, huitième malade.

Voy. PHRÉNÉSIE, MANIE, MÉ-
LANCOLIE.

DEMANGEAISON. DIAGN.

Caus. 1. Pendant la dentition,
surtout à la sortie des canines,
les enfans, même les plus replets, ceux principalement qui
ont d'habitude le ventre constipé,
éprouvent de fortes demangeaisons aux gencives. iij, 25.

2. Dans la vieillesse, on est

sujet aux demangeaisons de tout le corps. iij, 31.

4. Ceux qui ont de larges pustules éprouvent rarement des demangeaisons. vj, 9.

DENTITION. Diagn. *Sign. prés.* La diarrhée accompagne ordinairement la dentition. iij, 25.

Voy. Demangeaison, n° 1.

DENTS. Diagnost. 1. Dans une fièvre, les dents qui se chargent d'une matière visqueuse, désignent que la maladie devient plus grave. iv, 53.

Voy. Demangeaison, n° 1.

Thérapeut. 2. Le froid est l'ennemi des dents ; la chaleur leur est nécessaire. v, 18.

Observat. La femme d'Aspasius, tourmentée d'une vive douleur aux dents, avec tuméfaction des mâchoires, fit usage d'un gargarisme composé de castoreum et de poivre,

qui produisit un bon effet. *Epid. liv. 5,
tit. 16, n° 10.*

DÉPOT. V. Abcès, Tumeur.

DIAPHRAGME. Pronostic.

Sign. mort. 1. La plaie du diaphragme est mortelle * (tôt ou
tard). vj, 18.

* Un homme blessé au siége de Date, par
un javelot dont le fer resta dans la plaie
faite au diaphragme, mourut le troisième
jour dans de fortes convulsions. *Epid. liv. 5,
tit.* 34.

Thérapeut. 2. Si les douleurs
se font sentir au-dessus du diaphragme, on fera vomir ceux
qui auront besoin d'être purgés;
si au contraire elles sont situées
au-dessous, on évacuera par les
voies inférieures. iv, 18.

DIARRHÉE. Diagn. *Causes.*

1. Les temps pluvieux produisent
la diarrhée. iij, 16.

2. L'été en favorise aussi la production. iij, 21.

3. La dentition occasionne le flux de ventre. iij, 25.

4. Les diarrhées chroniques arrivent surtout depuis l'âge de trente-cinq à quarante-cinq. iij, 3.

5. Les vieillards sont sujets au cours de ventre. iij, 31.

6. Les bègues sont sujets principalement au flux de ventre de longue durée. vj, 32.

7. Observez l'état des paupières pendant la diarrhée. vj, 52.

8. Les déjections écumeuses qu'on observe dans la diarrhée, sont occasionnées par le catarrhe pituiteux de la tête. vij, 3o.

9. Les fluxions de la tête se changent en diarrhée. vij, 78.

Sign. précurs. 10. Ceux qui, dans les fièvres, ont une grande hémorragie de quelque partie que ce soit, auront la diarrhée pendant la convalescence. iv, 27.

11. Dans les fièvres (sans inflammation), le météorisme des hypochondres, avec borborygmes, suivi de douleurs lombaires, se termine par la diarrhée, à moins qu'il ne s'échappe beaucoup de vents par le bas, et que les urines ne coulent promptement et en abondance. iv, 73.

Pronost. *Bons sign.* 12. Dans la diarrhée, les changemens de déjections (quant à la couleur et à la consistance) sont avantageux, pourvu que les matières ne deviennent pas plus mauvaises. ij, 14.

13. Un vomissement spontané termine la diarrhée chronique. vj, 15.

14. La diarrhée est utile dans l'ophtalmie. vj, 17.

15. Dans une fièvre (aiguë), le dévoiement fait cesser la surdité. vj, 60.

16. Un flux de ventre abondant guérit la leucophlegmatie. vij, 29.

Mauv. sign. 17. Le relàchement du ventre est à craindre dans la jeunesse, car il présage la constipation pour la vieillesse. ij, 20.

18. Les déjections fort liquides et fréquentes peuvent causer l'avortement. v, 34.

19. Le cours de ventre est d'un mauvais présage dans la pleurésie et la pneumonie (avancées). vj, 16.

20. La dyssenterie succède à la diarrhée. vij, 75.

21. Un flux de ventre est redoutable dans les maladies chroniques. viij, 5.

Sign. mort. 22. Les phthisiques

ont peu de temps à vivre, lorsqu'ils ont le cours de ventre. v, 12, 14.

DIGESTION. 1. Les forces digestives sont augmentées pendant l'hiver et au printemps ; il faut donc plus de nourriture en ces deux saisons. j, 15.

2. On digère difficilement en été et en automne, facilement au printemps, et encore plus en hiver. j, 18.

3. Les alimens bien nourrissans, qui digèrent facilement, favorisent les excrétions. ij, 18.

DOIGTS. Pron. *Sign. mort.* Le froid des doigts et des orteils, leur contraction, la couleur noire des ongles, annoncent une mort prochaine. viij, 12.

DOULEUR. Dɪᴀɢɴ. 1. Ceux qui, ayant une partie du corps vivement irritée, ne donnent aucun signe de douleur, ont l'esprit dérangé. ij, 6.

2. De deux douleurs qui affectent en même temps différentes parties du corps, la plus forte fait diminuer l'autre. ij, 46.

3. Observez si les douleurs de côté, ou de la poitrine, ou de toute autre partie du corps, diffèrent entre elles. vj, 5.

Pʀᴏɴᴏsᴛ. *Mauv. sign.* 4. La suppuration qui résulte des douleurs chroniques du bas-ventre, est d'un mauvais présage. vij, 22.

Présag. d'autres malad. 5. La douleur est plus forte (dans les abcès) pendant la formation du pus, que quand la suppuration est établie. ij, 47.

6. Lorsqu'une maladie laisse

quelques douleurs dans une partie quelconque, il se forme un abcès au foyer même de ces douleurs. iv, 32.

7. Mais si cette partie était déjà souffrante avant la maladie, c'est là que la conjestion aura lieu. iv, 33.

THÉRAPEUT. 8. La douleur s'apaise par l'effet de la chaleur. v, 22.

9. Un engourdissement modéré la fait cesser. v, 25.

10. On guérit par la saignée les douleurt qui passent du dos au coude. vj, 22.

DOULEUR {
de côté. V. PLEURÉSIE.
d'estomac. Voyez VENTRE.
de tête. Voy. CÉPHALALGIE.

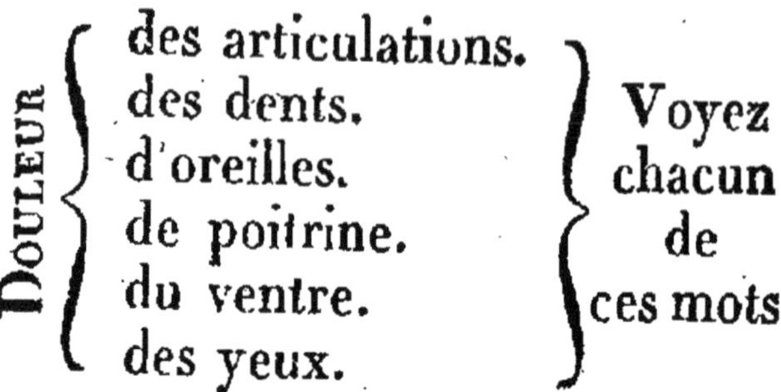

DYSSENTERIE. Diagnost.
Causes. 1. Lorsqu'un printemps pluvieux et austral succède à un hiver sec et boréal, l été suivant occasionne des dyssenteries, principalement chez les femmes et les hommes d'un tempérament humide. iij, 11.

2. Après un hiver doux, pluvieux et austral, si le printemps est sec, il règnera des dyssenteries. iij, 12.

3. Les températures sèches et constantes produisent cette maladie. iij, 16.

4. L'automne en favorise aussi la production. iij, 22.

5. Dans l'âge de vigueur (de 28 à 49 ans), on est sujet à la dyssenterie. iij, 30.

6. La disparition subite des tumeurs qui bordent les plaies antérieures , est suivie de dyssenterie. v, 65.

7. La dyssenterie succède souvent à la diarrhée. vij, 75.

Pronost. *Bóns sign.* 8. Cette maladie est avantageuse dans les maladies de la rate, pourvu qu'elle ne dure pas long-temps. vj, 48.

9. Elle est aussi fort utile à ceux qui ont l'esprit aliéné. vij, 5.

Mauv. sign. 10. Le manque d'appétit est mauvais dans les dyssenteries chroniques; c'est encore pire lorsqu'il y a de la fièvre. vj, 3.

11. La dyssenterie précédée

de selles crues est à craindre. vij, 23.

Sign. mort. 12. Celle qui débute par une évacuation d'atrabile est funeste. iv, 24.

13. Les dyssentériques qui rendent par le bas des matières semblables à de la chair, sont en danger de mort. iv, 26.

14. Dans les affections de la rate, la dyssenterie prolongée est suivie de lienterie, d'hydropisie et de la mort. vj, 43.

Présag. d'autre malad. 15. A la dyssenterie succède la lienterie. vij, 76.

DYSPNÉE. V. Respiration.

DYSURIE. Diagn. *Cause.*

1. Une température boréale occasionne la difficulté d'uriner. iij, 5.

2. Les vieillards sont sujets à cette maladie. iij, 31.

THÉRAPEUT. 3. La saignée est employée avec succès dans la dysurie ; mais il faut ouvrir les veines internes. vj, 36.

4. Une boisson de vin pur produit aussi de bons effets. vij, 48.

E

EAU. 1. L'eau qui s'échauffe et se refroidit promptement est la plus légère. v, 26.

EAU CHAUDE. 2. Versée abondamment sur la tête, l'eau chaude guérit les fièvres qui ne sont pas occasionnées par la bile. vij, 42.

3. Elle favorise la suppuration de quelques ulcères ; elle en assure la guérison. v, 22.

4. L'abus de l'eau chaude produit des hémorragies. v, 16.

EAU FROIDE. *Bons effets.*

5. Dans les cas d'un tétanos sans ulcère, il arrive quelquefois que l'eau froide largement répandue, au milieu de l'été, sur le corps d'un jeune sujet bien charnu, rappelle la chaleur (du centre à la circonférence); la chaleur ainsi rétablie, fait cesser le tétanos. V, 21.

Ce fait est prouvé par de nombreuses expériences pratiquées dans le Midi.

6. Dans l'érysipèle sans ulcération, l'eau froide est utile; mais elle aggrave celui qui est ulcéré. V, 25.

7. Dans l'hémorragie présente ou future, il faut employer l'eau froide, non sur la partie d'où le sang coule, mais dans son voisinage. V, 23.

8. L'eau froide amplement répandue sur les endroits doulou-

reux, mais non ulcérés des articulations, sur les parties affectées de convulsions ou de la goutte, facilite la résolution des engorgemens, apaise les douleurs ; car un léger engourdissement (causé par le froid) fait cesser la douleur. v, 25.

J'ai souvent employé avec succès une large aspersion réitérée d'eau froide, dans les cas d'asphyxie produite par la vapeur du charbon, ou par les miasmes de la fermentation vineuse.

Mauv. effets. 9. L'eau froide donne des convulsions, même le tétanos, et des frissons fébriles ; elle produit des taches noires sur la peau. v, 17.

10. Elle nuit aux os, aux dents, aux nerfs, au cerveau et à la moelle épinière. v, 18.

11. Elle irrite les ulcères et durcit la peau qui les environne ;

elle procure de la douleur, et s'oppose à la suppuration. v, 20.

ÉCHAUBOULURES. D**iag**. *Caus.*

L'été produit diverses efflorescences, par suite de sueurs immodérées. ij, 21.

ÉCHAUFFANS. V**oy**. C**haleur**.

ÉCROUELLES. D**iagnostic**.

Les enfans qui ont passé l'âge de la dentition sont sujets aux écrouelles. iij, 26.

ÉCUME. D**iagnostic**.

1. Le sang écumeux rendu par les crachats, vient des poumons. v, 13.

2. Dans les dévoiemens, l'écume qu'on observe sur les matières fécales, désigne une fluxion pituiteuse de la tête. vij, 30.

3. Les bulles écumeuses fixées

à la surface des urines, indiquent une maladie chronique des reins. vij, 34.

Pronost. *Sign. mort.* 4. L'écume qui paraît à la bouche des submergés, asphyxiés, étranglés ou paralysés, dénote qu'ils n'en réchapperont pas. ij, 43.

EFFLORESCENCE. Voyez Dartres, Échauboulure, Pustule.

ELLÉBORE. *Mauvais effets.*

1. L'action de l'ellébore est dangereuse, dans l'état de santé, car il en résulte des spasmes. iv, 16. — v, 1. — vij, 25.

2. L'ellébore blanc donne des convulsions souvent pernicieuses. v, 1. — vij, 25.

Il paraît qu'Hippocrate employait toujours l'ellébore comme émetique. Ce qu'il dit de cette racine peut s'appliquer à l'action et aux effets des purgatifs violens, que l'on emploie encore quelquefois.

THÉRAP. 3. Avant de donner l'ellébore à ceux qui vomissent difficilement, on doit humecter le corps par une plus ample nourriture et par le repos. iv, 13.

4. Au lieu de se reposer et de dormir après une potion d'ellébore, il faut s'exercer. Les voyages en mer témoignent l'effet du mouvement sur le corps. iv, 14.

5. Pour faciliter l'effet de ce médicament, il faut mouvoir le corps ; et pour en émousser l'action, le repos et le sommeil sont nécessaires. iv., 15.

EMBONPOINT. DIAGNOST.
1. Après une maladie, celui qui mange bien, sans reprendre de

l'embonpoint, est dans un mauvais état. ij, 31.

2. Les femmes trop grasses ne conçoivent pas, parce que l'épiploon comprime l'orifice de la matrice ; elles ne deviennent fécondes que lorsqu'elles ont perdu de leur embonpoint. v, 46.

PRONOST. *Bon sign.* 3. Dans toutes les maladies, il est bon que la région ombilicale et le bas-ventre conservent un certain embonpoint. ij, 35.

Mauv. sign. 4. L'embonpoint excessif est dangereux pour ceux qui prennent beaucoup d'exercice ; car ne pouvant ni augmenter ni tenir un parfait équilibre, il faut nécessairement qu'il s'altère. Il convient donc, pour cette raison, de le diminuer promptement, afin que le corps puisse reprendre un nouveau degré de nutrition.

Mais il serait bien dangereux de le trop affaiblir. Cette diminution doit être proportionnée au degré de vigueur de celui qui doit la supporter. Si les évacuations extrêmes sont dangereuses, les restaurans portés à l'excès le sont également. j, 3.

Sign. mort. 5. Les sujets naturellement gras et replets, sont plus exposés à mourir subitement que les maigres. j, 44.

ÉMÉTIQUE. Voy. Vomitif.

EMPYÈME. Diagn. *Causes.* 1. L'empyème succède à la pleurésie qui ne se termine pas en quatorze jours par l'expectoration. v, 8.

2. Lorsqu'une esquinancie cesse promptement et se porte sur la poitrine, le malade meurt dans les sept premiers jours; s'il passe

ce terme, la maladie dégénère en empyème. v, 10.

3. La disparition subite de la tuméfaction qui règne à l'entour des plaies antérieures, peut donner lieu à l'empyème, principalement lorsque cet engorgement était fort rouge. v, 65.

4. Le sang épanché dans une cavité se tourne infailliblement en pus. vj, 20.

5. L'épaisseur du pus ou de la partie malade empêche le plus souvent de reconnaître les suppurations internes. vj, 41.

Pronost. *Bons sign.* 6. Les pneumonies catarrhales se jugent en vingt jours, par une expectoration purulente. vij, 38.

7. Lorsqu'une pleurésie s'est convertie en empyème, si l'abcès s'ouvre et que le pus soit expec-

toré dans les quarante jours suivans, le malade guérit. v, 15.

8. Dans l'opération de l'empyème par le fer ou par le feu, si la matière sort pure et blanche, le malade est sauvé. vij, 44.

Sign. mort. 9. Mais si le pus est mélangé de sang, s'il est boueux et de mauvaise odeur, la mort s'ensuit. *Ibid.*

10. Par cette même opération, si une grande quantité de matières est évacuée promptement, le malade meurt. vj, 27.

Prés. d'autre malad. 11. Ceux qui ont un empyème à la suite de la pleurésie, deviennent phthisiques, lorsque le pus n'est pas expectoré dans les quarante jours qui suivent l'ouverture de l'abcès. v, 15.

ENCHIFRÈNEMENT. Diag.

Caus. 1. Un automne pluvieux et austral, précédé d'un été sec et boréal, occasionne le coryza pendant l'hiver suivant. iij, 13.

2. Dans un automne boréal, sans pluie, les personnes d'une constitution sèche sont prises d'enchifrenement. iij, 14.

3. L'hiver et le printemps produisent cette maladie. iij, 20, 23.

Pronost. *Mauv. sign.* 4. L'enchifrenement des vieillards ne parvient jamais à un état de coction parfaite. ij, 40.

ÉNÉORÊME (substance légère suspendue dans les urines). Voyez Urine, n° 15.

ENFANCE. Voyez Age, n° 10 et suiv.

ENGOURDISSEMENT.

Diagn. *Caus.* 1. Le froid produit l'engourdissement. v, 25.

Pronost. *Bon sign.* 2. Un engourdissement modéré apaise la douleur. v, 25.

Mauvais signe. 3. La stupeur qui résulte des blessures de la tête est de mauvais augure. vij, 14.

ENROUEMENT. Diagnost.

Caus. 1. Les enrouemens règnent en hiver, après un automne austral et pluvieux, précédé d'un été sec et boréal. iij, 13.

2. L'hiver et le printemps produisent cette maladie. iij, 20, 23.

Pronost. *Mauv. sign.* 3. Les enrouemens ne sont pas susceptibles de coction, chez les sujets bien avancés en âge. ij, 40.

ENTORSE. Thérap. L'eau

froide largement versée sur les
engorgemens douloureux des articulations, produit en général
un soulagement sensible. v, 25.

ÉPILEPSIE. Diagnos. *Caus.*
1. La constitution pluvieuse d'une
saison produit l'épilepsie. iij, 16.

2. Le printemps et l'automne
donnent lieu à cette maladie. iij,
20, 22.

3. Les jeunes gens sont sujets
à l'épilepsie. iij, 29.

Pronost. *Bons sign.* 4. Lorsque cette maladie se manifeste
avant la puberté, elle n'est pas
incurable. v, 7.

5. Les accès épileptiques n'ont
pas lieu dans le cours de la fièvre
quarte; car cette fièvre fait cesser l'épilepsie chez ceux qui déjà
en étaient atteints. v, 70.

Mauv. sign. 6. La plupart des

épilepsies qui se déclarent depuis l'âge de vingt-cinq ans, sont incurables. v, 7.

THÉRAP. 7. Les enfans épileptiques guérissent avec l'âge, par les changemens de climat et de manière de vivre. ij, 45.

ÉPIPLOON. DIAGN. 1. Dans l'excès d'embonpoint, l'épiploon comprimant l'orifice de la matrice, s'oppose à la conception. v, 46.

PRONOST. *Sign. mort.* 2. Lorsque, dans l'hydropisie du foie, la membrane qui enveloppe ce viscère vient à se rompre, la sérosité s'épanche sur l'épiploon dans le bas-ventre, et la maladie devient mortelle. vij, 55.

Présag. d'autre malad. 3. L'épiploon qui fait saillie hors de l'abdomen, tombe inévitablement en pourriture. vj, 58.

ÉPOUVANTE. Voyez Ter-
reur.

ÉPREUVE. V. Expérience.

ÉRUCTATION. Diagnostic.
1. Ceux qui ont des rapports
acides sont moins sujets à la pleurésie. vj, 33.

Pronost. *Bon signe.* 2. Les
rapports acides dont on n'a pas
l'habitude, sont utiles dans la
lienterie. vj, 1.

ÉRYSIPÈLE. Pronost. *Bon
signe.* 1. Les métastases érysipélateuses qui ont lieu du centre à
la circonférence, sont avantageuses. vj, 25.

Mauv. sign. 2. Celles au contraire qui se font de la circonférence au centre, sont mauvaises.
vj, 25.

3. L'érysipèle qui se manifeste

(à l'entour d'une plaie) lorsque l'os est à découvert, est de mauvais augure. vij, 19.

4. Celui qui finit par tomber en gangrène ou suppurer, est redoutable. vij, 20.

Sign. mort. 5. L'érysipèle qui survient à la matrice, pendant la grossesse, est funeste. v, 43.

THÉRAP. 6. L'eau froide est utile dans l'érysipèle sans ulcération : elle aggrave au contraire, celui qui est ulcéré. v, 23.

ESPRIT dérangé. V. DÉLIRE.

ESQUINANCIE. V. ANGINE.

ESTOMAC. Voyez VENTRE.

ÉTÉ. Voyez SAISON, nos 8, 14, 15, 29; PURGATION, nos 27, 30, 31 ; RÉGIME, n° 5.

ÉTERNUEMENT. DIAGNOS. 1. L'éternuement tire sa source

de la tête ; il a lieu lorsque le cerveau est échauffé, ou que la cavité du crâne se remplit d'humidité ; car alors l'air intérieurement contenu ne pouvant s'échapper que par un passage étroit, sort impétueusement et avec bruit. vij, 51.

Je croirais volontiers que cet aphorisme n'est pas d'Hyppocrate.

PRONOST. *Bons sign.* 2. L'éternuement est utile dans l'hystérie et dans les accouchemens difficiles. v, 35.

3. Il facilite l'expulsion de l'arrière-faix. v, 49.

4. L'éternuement réitéré fait cesser le hoquet. vj, 13.

EUNUQUE. DIAGNOST. Les eunuques ne sont pas sujets à la goutte ni à la *calvitie* (perte des cheveux). vj, 28.

ÉVACUATION. Voyez CRACHATS, CRACHEMENT, DÉJECTION, DIARRHÉE, HÉMORRAGIE, HÉMORROÏDES, PURGATION, SUEURS, URINES, VOMISSEMENT.

ÉVANOUISSEMENT. Voy. DÉFAILLANCE.

EXACERBATION. Voy. PAROXISME.

EXANTHÊME. DIAG. *Caus.* 1. Les exanthêmes suivis de suppuration, règnent au printemps. iij, 20.

PRONOST. 2. Les exanthêmes fort étendus ne causent pas de vives demangeaisons. vj, 9.

Voy. DARTRES.

EXCRÉMENS. Voy. DÉJECTION.

EXCROISSANCE flottante. DIAGN. *Caus.* Après la dentition,

les enfans sont sujets aux excroissances flottantes. iij, 26.

EXERCICE. 1. L'exercice ne
convient pas lorsqu'on a faim. ij,
16.

2. En tout mouvement du corps
poussé jusqu'à la douleur, un
prompt repos fait cesser les lassitudes qui en résultent. ij, 48.

3. Les mouvemens subits et
violens, de quelque espèce qu'ils
soient, sont dangereux. Ce que
l'on fait avec modération est toujours sûr. ij, 51.

EXPECTORATION. Voyez
Crachats.

EXPÉRIENCE. L'expérience
est trompeuse en médecine. j, 1.

EXTÉNUATION. Pronost.
Mauv. Sign. 1. Dans une fièvre,

si le corps est exténué outre mesure, cela annonce un état de
faiblesse qui durera long-temps.
ij, 28.

Sign. mort. 2. Dans la fièvre
aiguë, les femmes enceintes qui
maigrissent beaucoup, sans cause
manifeste, accouchent difficilement et dangereusement, ou sont
menacées d'un avortement funeste. v, 55.

Voyez Phthisie.

EXTRÉMITÉS. Pronostic.

Mauv. sign. 1. Dans les maladies
aiguës, le refroidissement des extrémités est de mauvais augure.
vij, 1.

Erasin, au troisième jour d'une fièvre ardente, eut les extremites froides : il mourut le même jour. *Épid. liv.* 1, *sect.* 3,
huitième malade.

Sign. mort. 2. Dans les fièvres

continues aiguës, le froid des extrémités, avec chaleur brûlante à
l'intérieur, présage la mort. iv,
48.

3. Le froid des extrémités qui
se manifeste après une vive douleur gastrique, est mortel. vij, 26.

La femme logée chez Tisamène éprouvait de
fortes douleurs à l'abdomen; les extrémités devinrent froides, elle mourut peu de
temps après. *Epid. liv. 3, sect. 2, neuvième malade.*

4. Le froid des doigts et des
orteils, leur contraction, la couleur noire des ongles annoncent
une mort prochaine. viij, 12.

F

FAIM. 1. Dans la vieillesse,
la faim est supportable ; elle l'est
moins dans le moyen âge, les adolescens ne peuvent la souffrir, en-

core moins les enfans, même les plus vifs. j, 13.

2. La faim est nuisible lorsqu'elle excède les bornes de la nature. ij, 4.

3. Elle exige le repos. ij, 16.

4. Le vin pur apaise la faim. ij, 21.

5. La faim dessèche le corps ; on peut donc raisonnablement prescrire l'abstinence aux sujets d'une constitution fort humide. vij, 59.

FÉCONDITÉ. V. GROSSESSE.

FEMME. 1. Une femme n'est jamais ambidextre. vij, 43.

Je pense comme plusieurs traducteurs, que le mot grec *amphidexios*, ambidextre, doit signifier ici, *force*, *vigueur*; on pourrait alors traduire ainsi cet aphorisme : *La femme n'est point aussi vigoureuse que l'homme.*

2. Les femmes ne deviennent

sujettes à la goutte qu'après la cessation du flux périodique. vj, 29.

On voit peu de femmes goutteuses ; on en verrait encore moins, si, comme au temps d'Hyppocrate, elles vivaient avec une temperance exacte.

FEMME GROSSE. ⎱Voy. GROS-
FEMME STÉRILE. ⎰ SESSE

FER. Le fer guérit les maux qui ne cèdent pas aux médica-mens. viij, 6.

FEU. 1. Les maladies que le fer ne peut guérir, cèdent à l'action du feu. viij, 6.

2. Les affections que le feu ne guérit pas, sont jugées incurables. viij, 6.

FIÈVRE. DIAGN. 1. Lorsque l'été est semblable au printemps,

les fébricitans suent beaucoup.
iij, 6.

2. A l'époque de la dentition,
les enfans sont sujets aux fièvres.
iij, 25.

3. Dans une fièvre, la matière
muqueuse, épaisse, qu'on observe sur les dents, témoigne que
la maladie s'aggrave. iv, 53.

4. Les fièvres dont les paroxysmes débutent tous les jours
par des frissons, ont aussi chaque
jour une rémission complète. iv,
63.

Cet aphorisme peut aussi s'appliquer aux
fièvres intermittentes.

PRONOSTIC. *Bons sign.* 5. La
fièvre qui se joint à la convulsion
n'est point mauvaise. ij, 26.

6. La fièvre guérit les convulsions, même le tétanos. iv, 57.

7 La jaunisse est avantageuse
aux septième, neuvième, onzième

et quatorzième jours d'une fièvre. iv, 64.

8. L'urine qui présente au quatrième jour, un nuage un peu rouge, promet la guérison pour le septième, pourvu que les autres signes soient favorables. iv, 71.

9. La fièvre guérit l'aphonie causée par l'ivresse. v, 5.

10. Elle fait cesser la douleur qui se fait sentir tout à coup autour du foie, et celles des hypochondres, sans inflammation. vj, 40.

11. Elle termine le volvulus qui succède à la strangurie. vj, 44.

12. Les sujets qui, se portant bien, sont pris tout à coup de douleur de tête, avec perte de la parole et respiration stertoreuse, sont bientôt guéris, si la fièvre leur survient. vj, 51.

PRONOSTIC. *Bons sign.* 13. Les

sueurs (abondantes) terminent les fièvres, lorsqu'elles arrivent les troisième, cinquième, septième, neuvième, onzième, quatorzième, dix-septième, vingt-unième, vingt-septième, trente-unième et trente-quatrième jours. iv, 36.

14. Dans les fièvres, les urines d'abord épaisses, grumeuses, peu abondantes, et ensuite délayées, copieuses, sont utiles, surtout lorsqu'elles forment un dépôt épais au commencement de la maladie, ou peu de temps après, iv, 69.

Signes de prolong. 15. Dans une fièvre qui n'est pas bien aiguë, si le corps reste dans le même état, et qu'il ne maigrisse pas, la maladie sera longue. ij, 28.

16. Dans les fièvres, les sueurs qui ont lieu hors les jours critiques, présagent une prolongation de maladie. iv, 36.

17. La prolongation d'une fièvre, même légère, est souvent indiquée par des sueurs froides. iv, 37.

18. Les tumeurs qui s'élèvent dans les fièvres, sans se résoudre au temps des premières crises, désignent que la maladie se prolongera. iv, 51.

19. La sueur qui ne fait pas cesser la fièvre, annonce une prolongation. iv, 56.

20. Dans la fièvre, l'urine qui présente un sédiment semblable à de la farine grossière, fait présumer que la maladie sera longue. vij, 31.

Mauvais sign. 21. La convulsion qui se joint à la fièvre, est de mauvais augure, excepté chez les enfans. ij, 26.

22. Dans la fièvre, si le corps

s'affaiblit outre mesure, le mal est grand. ij, 28.

23. Les déjections noires semblables à du sang corrompu, qui sortent spontanément, sont de mauvais présage dans les fièvres. iv, 21.

24. Les frissons convulsifs qui ont lieu au sixième jour des fièvres, rendent la crise difficile. iv, 29.

25. Les sueurs qui ont lieu hors les jours critiques, présagent un état pénible. iv, 36.

26. Toutes les fièvres occasionnées par tuméfaction inflammatoire des glandes, sont mauvaises, à l'exception de celles qui ne durent qu'un jour. iv, 55.

27. L'ictère jaune qui paraît le septième, le neuvième, le onzième et le quatorzième jour d'une fièvre, avec dureté de l'hypochondre droit, est mauvais. iv, 64.

28. Les frayeurs et les convulsions qui suivent immédiatement le sommeil, sont à craindre dans les fièvres. iv, 67.

29. Une forte chaleur du ventre et une douleur poignante à l'orifice supérieur de l'estomac, sont mauvaises. iv, 95.

3o. La fièvre qui accompagne le vomissement de sang, est redoutable. vij, 37.

Sign. mort. 31. Celui qui, au début d'une fièvre quelconque, rejette de la bile noire par le haut ou par le bas, est en danger de mort. iv, 22.

32. La contorsion du cou, sans tumeur à la gorge, est mortelle dans une fièvre. iv, 35.

Sign. de récidiv. 33. Lorsque la sueur se manifeste hors les jours critiques, on doit s'attendre à une récidive. iv, 36,

6.

34. Toute fièvre qui se termine hors les jours critiques, reparaît ordinairement. iv, 61.

Présages d'autres maladies.
35. Une grande hémorragie présage la diarrhée pendant la convalescence. iv, 27.

36. Un sentiment de lassitude dans les fièvres, annonce des dépôts aux articulations, et surtout autour des mâchoires. iv, 31.

37. Une fièvre qui se prolonge, fait craindre ou des tumeurs, ou des douleurs articulaires; l'excès d'alimens en est ordinairement la cause. iv, 44, 45.

38. Dans la fièvre, les urines troubles comme celles des jumens présagent une forte céphalalgie. iv, 70.

39. Le météorisme des hypochondres, avec borborygmes, et

suivi de douleurs aux lombes, annonce la diarrhée. iv, 73.

THÉRAP. 40. Ne donnez point d'alimens pendant les paroxysmes des fièvres continues ; ni dans les accès des intermittentes. j, 11, 19.

41. Les alimens humectans sont utiles dans les fièvres, surtout aux enfans et aux autres sujets qui ont l'habitude d'un pareil régime. j, 16.

42. L'eau chaude versée fréquemment sur la tête, fait cesser les fièvres qui ne sont pas occasionnées par la bile. vij, 42.

43. La nourriture donnée pendant la fièvre, augmente la faiblesse. vij, 65.

FIÈVRE CONTINUE AIGUE. DIAG. *Caus.* 44. La constitution sèche d'une saison produit des fièvres aiguës. iij, 7.

45. Les fièvres continues ai-

guës règnent en été , lorsque le printemps a été pluvieux et austral, après un hiver sec et boréal. iij , 11.

46. Elles peuvent être occasionnées par une température sèche et boréale de l'automne, chez les sujets qui ne sont pas d'une constitution humide. iij, 14.

47. L'été produit les fièvres aiguës. iij , 21.

48. Les jeunes gens sont sujets à cette espèce de fièvre. iij, 29.

PRONOST. *Bons sign.* 49. Une hémorragie nasale ou une diarrhée font cesser la surdité qui paraît dans le cours d'une fièvre aiguë. iv, 28.

50. Les crachats, quelque mauvaise qualité qu'ils aient , les déjections et les urines, lorsque l'évacuation en est facile , sont de

bon augure dans les fièvres continues aiguës. iv, 47.

Mauvais signes. 51. Dans les fièvres aiguës (même dans les intermittentes), si le paroxisme (ou l'accès) recommence le lendemain, à l'heure où il avait cessé la veille, la terminaison se fait difficilement. iv, 3o.

52. Les fièvres continues (aiguës) qui augmentent le troisième jour, sont dangereuses. iv, 43.

53. Dans les fièvres continues, les matières livides, sanguinolentes, fétides, bilieuses, évacuées par les crachats, sont de mauvais augure. iv, 47.

54. Si les matières qui doivent être rejetées par les déjections et par les urines, ne le sont pas par les mêmes voies, c'est un mauvais signe. iv, 47.

55. Les convulsions, les fortes douleurs des viscères, sont de mauvais présage dans les fièvres aiguës. iv, 66.

56. La respiration entrecoupée est mauvaise. iv, 68.

57. La respiration plaintive est encore à craindre. vj, 54.

Sign. mort. 58. Les sueurs froides dans une fièvre bien aiguë, présagent la mort. iv, 37.

59. Le frisson spasmodique chez un malade épuisé par une fièvre continue (aiguë), est mortel. iv, 46.

60. Le froid des extrémités, avec soif et chaleur brûlante à l'intérieur, présage la mort dans les fièvres continues aiguës. iv, 48.

61. Un mouvement convulsif aux lèvres, ou aux sourcils, ou aux yeux, ou aux paupières, ou

aux narines, avec obscurcissement de la vue, surdité et prostration de forces, annonce une mort prochaine. iv, 49.

Cet état caractérise le rire sardonique.
La femme de Déalcès tomba dans une insen-sibilité absolue, au dix-septième jour de sa maladie; elle mourut le vingt-unieme. *Epid. liv.* 3, *sect.* 3, *quinzième malade.*

62. La dyspnée avec délire est mortelle dans la fièvre continue aiguë. iv, 5o.

THERAP. 63. Une diète trop sévère est aussi dangereuse, dans les fièvres aiguës, qu'un régime trop nourrissant. j, 4.

64. Dans les fièvres aiguës, les symptômes les plus graves se pré-sentent d'abord; il faut donc pres-crire le régime le plus sévère; dans le cas contraire on peut nourrir davantage à mesure que la maladie

s'éloigne de son plus haut degré de gravité. j, 7.

65. Prescrivez les alimens les plus légers dans la fièvre aiguë, lorsqu'elle a atteint son état de vigueur. j, 8.

66. Employez rarement les purgatifs dans les fièvres aiguës, surtout dans le commencement ; leur usage exige la plus grande circonspection. j, 24.

67. Purgez dans les fièvres très-aiguës, le jour même où il paraîtra une grande quantité d'humeurs en mouvement : dans cette circonstance, on ferait mal de temporiser. iv, 10.

FIÈVRE ARDENTE. Diag. *Caus.*
68. Les fièvres ardentes règnent principalement en été. iij, 21.

69. La fièvre ardente est commune à l'âge viril (de 28 à 49 ans). iij, 30.

Sign. présens. 70. La soif n'est pas grande dans la fièvre ardente accompagnée d'une toux sèche, fréquente et un peu pénible. iv, 54.

Pronost. *Bons signes.* 71. Un frisson spasmodique guérit la fièvre ardente. j, 58.

72. Le délire fait cesser les tremblemens qui surviennent dans les fièvres ardentes. vj, 26.

Mauv. sign. 73. La jaunisse qui se joint à la fièvre (ardente), avant le septième jour, doit donner des inquiétudes, à moins qu'il ne survienne un dévoiement, ou toute autre évacuation abdominale. iv, 62.

Certains malades (attaqués de fièvre ardente) eurent la jaunisse au sixième jour; mais chez les uns, les urines coulèrent en abondance; chez d'autres, le ventre se débarrassa par de fréquentes déjections liquides; d'autres enfin eurent de fortes hémorragies nasales. Tous ceux à qui cela n'arrivait pas, périssaient. *Epid. liv.* 1, *sect.* 2.

74. La dureté de l'hypochondre droit est un mauvais signe dans l'ictère qui se joint à la fièvre ardente. iv, 64.

FIÈVRE ÉPHÉMÈRE. PRON. *Bon sign.* 75. Toutes les fièvres qui résultent des engorgemens inflammatoires des glandes, sont mauvaises, à l'exception des éphémères. iv, 55.

FIÈVRE CONTINUE TIERCE. PRON. 76. Les fièvres continues qui redoublent au troisième jour, sont dangereuses; mais le danger cesse lorsqu'elles deviennent tout-à-fait intermittentes. iv, 43. — vij, 62.

FIÈVRE CONTINUE LENTE. DIAG. *Causes.* 77. La constitution pluvieuse d'une saison, produit cette maladie. iij, 16.

78. Ceux qui approchent de la puberté, sont sujets à cette fièvre. iij, 27.

Signes présens. Voy. ci-dessus les n⁰ˢ 15 jusqu'à 20.

PRONOST. *Bon sign.* 79. Les longues fièvres se terminent par des douleurs vives aux articulations, ou par des tumeurs sur ces mêmes parties. iv, 44.

THÉRAP. 80. Le lait est utile dans les fièvres lentes peu sensibles, qui dessèchent le corps, pourvu qu'aucun autre signe n'en contre-indique l'usage. v, 64.

FIÈVRE INTERMITTENTE. DIAG. Voyez plus haut le n° 4 et la note.

PRONOST. 81. De quelque manière que les fièvres deviennent intermittentes, elles ne sont pas dangereuses. iv, 43.

THÉRAP. 82. Ne donnez point

d'alimens dans les accès de fièvres périodiques. j, 11 et 19.

Fièvre tierce. Diagn. *Caus.* 83. L'été produit des fièvres tierces. iij, 21.

Pronost. 84. La fièvre tierce légitime se termine au plus tard par le septième accès. iv, 59.

Fièvre quarte. Diagn. *Çaus.* 85. En été et en automne on voit régner des fièvres quartes. iij, 21, 22.

Pron. 86. Les fièvres quartes d'été ne durent pas long-temps ; celles d'automne sont longues, surtout lorsqu'elles paraissent aux approches de l'hiver. ij, 25.

Bon sign. 87. La fièvre quarte guérit les convulsions. v, 70.

Mauv. sign. 88. L'hémorragie nasale est d'un mauvais présage dans la fièvre quarte. viij, 3.

Fièvre intermittente erra-

TIQUE. **Diagnost.** *Cause.* 89. Les fièvres sans type déterminé règnent en automne. iij, 22.

FLATUOSITÉ. Diag. Ceux qui sont sujets à la jaunisse, ont rarement des flatuosités. v, 72.

FLUX menstruel. V. Menstrues.

Flux de sang. V. Déjection, n° 13 et suivans; **Dyssenterie, Hémorragie.**

Flux de ventre. Voy. Diarrhée.

FLUXION. Voy. Catarrhe.

FŒTUS. Voy. Grossesse.

FOIE. Diagnost. *Sign. prés.* 1. Le hoquet se joint à l'inflammation du foie. v, 58.

Pronost. *Bon signe.* 2. Lorsque le foie est en suppuration, si on l'ouvre par le feu, et que le pus soit blanc et pur, le malade guérit; car la matière est enkistée. vij, 45.

Mauv. sign. 3. L'induration du foie est de mauvais augure dans la jaunisse. vj, 42.

4. L'hépatite avec le hoquet est à craindre. vij, 17.

Sign. mort. 5. Ceux dont le foie est rempli d'eau, meurent d'hydropisie ascite, lorsque la membrane externe* de ce viscère s'est rompue, car alors la sérosité s'épanche dans le bas-ventre. vij, 55.

* Hippocrate donne souvent à cette membrane le nom d'épiploon.

6. Les plaies du foie sont souvent mortelles. vj, 18.

FOIE (DOULEUR AU). PRONOST. *Bon sign.* 7. La fièvre fait cesser une douleur survenue subitement au foie. vj, 40. — vij, 52.

FOLIE. Voy. MANIE.

FOMENTATION. THÉRAP. Les fomentations (émollientes) produisent de bons effets dans les douleurs des yeux. vj, 31.

FORCES ABATTUES. DIAGN. *Cause.* 1. Ceux qui, dans une pleine santé, se nourrissent de choses malsaines, sont promptement abattus. ij, 36.

2. La prostration des forces suit de près la rupture d'un abcès interne. vij, 8.

Voy. SANTÉ, n° 3.

PRONOSTIC. *Mauv. sign.* 3. Si le corps d'un fébricitant s'affaiblit plus qu'il ne devrait, d'après la nature de sa maladie, c'est un mal. ij, 28.

Voy. Défaillance, Régime, n° 27 et suiv.

FRACTURE. Pron. 1. Les fractures pénétrantes de la tête sont suivies de délire. vij, 24.

Thérapeut. 2. La chaleur est avantageuse aux fractures, surtout quand l'os est à découvert. v, 22.

FRAYEUR. Voy. Terreur.

FRÉNÉSIE. Voy. Phrénésie.

FRISSON. Diagnost. *Caus.* 1. Les vents du nord occasionnent des horripilations. iij, 5.

2. Le froid produit des frissons fébriles. v, 20.

Pron. *Mauv. sign.* 3. Le frisson qui succède à la sueur est de mauvais augure. vij, 4.

Thérapeut. 4. Une boisson

composée de parties égales d'eau et de vin fait cesser le frisson. vij, 56.

FRISSON SPASMODIQUE, *rigos* des Grecs, *rigor* des Latins, rigidité convulsive.

Selon Galien, Salius-Diversus, Foës, Heurnius et plusieurs autres interprètes d'Hippocrate, le mot grec *rigos*, exprime cet état dans lequel on éprouve un refroidissement général, avec frisson violent et douloureux, agitation, rigidité spasmodique et tremblement de tout le corps. Cette affection diffère de celles que nous connaissons sous les noms de frissonnement, frisson, horripilation, qui ne désignent que les degrés inférieurs de la rigidité spasmodique. Lorsqu'elle est portée à son plus haut degré, et qu'elle fait courber le corps en avant ou en arrière, on la nomme *Tétanos antérieur* (*emprosthotonos*), ou *postérieur* (*opisthotonos*).

Si l'on considère cette différence, on sera surpris que quelques savans médecins m'aient reproché d'avoir traduit le *rigos* des grecs par le mot *rigueur*, et d'en avoir fait un article distinct dans mon Dictionnaire de médecine dogmatique. Mais pour éviter désormais un pareil reproche, je traduis ici le mot *rigos* en celui de frisson spasmo-dique.

DiAGNOST. *Cause.* 1. Le froid donne lieu à des frissons spasmo-diques suivis de fièvre. v, 17, 20.

Sign. présent. 2. Les frissons spasmodiques commencent, chez les femmes, aux lombes principa-lement ; ils se portent ensuite à la tête par le dos ; mais chez les hommes, ils commencent plutôt par les parties postérieures que par les antérieures. v, 69.

PRONOSTIC. *Bons sign.* 3. Le frisson convulsif fait cesser la fiè-vre ardente. iv, 58.

4. La fièvre cesse tous les jours, si le frisson spasmodique s'y joint tous les jours. iv, 63.

Mauvais sign. 5. La rigidité spasmodique qui a lieu au sixième jour des fièvres (continues) rend la crise difficile. iv, 29.

6. Le frisson spasmodique, avec aliénation d'esprit, est de mauvais augure dans un excès de boisson fermentée. vij, 7.

Sign. mort. 7. Celui qui survient à un sujet épuisé par une fièvre continue, est mortel. v, 46.

Thérapeut. 8. La chaleur fait cesser les frissons convulsifs. v, 22.

FROID. *qualités util.* 1. L'eau froide versée en abondance, pendant les grandes chaleurs, sur le corps d'un jeune sujet médiocrement charnu, affecté du tétanos sans ulcère, rappelle quelquefois la chaleur (du centre à la circonférence); la chaleur ainsi rétablie fait cesser le tétanos. v, 21.

La vérité de cet aphorisme est prouvée par de nombreuses expériences faites dans le Midi.

2. L'application du froid convient dans les cas d'hémorragies présentes ou futures, non sur le lieu d'où le sang coule, mais sur les parties voisines. Elle est utile dans les inflammations récentes, lorsque le sang nouvellement accumulé, conserve encore sa teinte naturelle. Le froid noircit les parties enflammées depuis long-temps ; il est utile dans les érysipèles sans ulcération. v, 23.

3. L'eau froide largement répandue sur les endroits douloureux mais non ulcérés des articulations, sur les parties affectées de convulsions ou de la goutte, favorise la résolution des tumeurs, fait cesser les douleurs ; car un léger engourdissement (excité par le froid) apaise la douleur. v, 25.

Qualités nuisibles. 4. Le froid produit des spasmes, des tétanos antérieurs et postérieurs , des taches noires à la peau, des frissons spasmodiques avec fièvre. v, 17.

5. Il nuit aux os, aux dents, aux nerfs, au cerveau et à la moelle épinière. v, 18.

6. Il irrite les ulcères et durcit la peau qui les entoure ; il excite de la douleur; il gène la respiration. v, 20.

7. La neige, la glace et autres substances froides nuisent à la poitrine ; elles excitent la toux , le crachement de sang, et produisent des catarrhes. v, 24.

Froid du corps. Diagnostic. 8. Il se forme une maladie dans toute partie du corps qui se refroidit. iv, 39.

Pronost. *Mauv. sign.* 9. Si le corps d'un malade se refroidit subitement, et qu'il se réchauffe aussi promptement, on peut s'attendre à une prolongation de maladie. iv, 40.

10. Le froid des extrémités est mauvais dans les maladies aiguës. vij, 1.

11. Il est également à craindre après une vive douleur de l'abdomen. vij, 26.

Sign. mort. 12. Le froid des extrémités, avec soif et chaleur brûlante interne, est un signe de mort dans les fièvres aiguës. iv, 48.

13. Le froid spasmodique du testicule droit est mortel dans les maladies aiguës. viij, 11.

14. Les doigts et les orteils refroidis, leur contraction, les ongles noircis, sont signes de mort prochaine. viij, 12.

15. Les lèvres froides, paraly-

sées, renversées, livides, présagent la mort. viij, 13.

16. Les oreilles froides, leur transparence, leur rétraction, annoncent la mort. viij, 14.

FUMIGATION. Thérapeut.

Les fumigations aromatiques provoquent le flux menstruel. On pourrait les employer utilement dans bien d'autres circonstances, mais elles appesantissent la tête. v, 28.

FUREUR. Pronostic. *Signe mort.* Celui qui, devenu furieux, a perdu la connaissance, l'ouïe et l'intelligence, est près de sa fin. viij, 16.

G

GALE. Voyez **Pustule.**

GANGRÈNE. Voyez **Putréfaction.**

GENCIVES. Le prurit des gencives est particulier aux enfans pendant la dentition, surtout à l'éruption des canines. iij, 25.

GÉNITOIRES. Diagnostic. 1. Les ulcérations putrides des parties sexuelles se manifestent en été. iij, 21.

2. Les femmes qui ont la matrice trop compacte ou trop relâchée, trop chaude ou trop froide ou trop sèche, sont stériles. v, 62.

3. Le prépuce coupé ne se réunit pas. vj, 19.

Thér. 4. La chaleur est utile aux génitoires; le froid leur nuit. v, 22.

GENOUX. Pronostic. *Bon signe.* 1. Si les mamelles d'une femme grosse reprennent de la fermeté, après être devenues flasques, et que cette femme éprouve ensuite une douleur aux genoux, elle ne risquera plus d'avorter. v, 53.

Thérap. 2. Un sentiment de pesanteur dans les genoux, avec douleur du ventre et des lombes, sans fièvre, indique le besoin de purger par les voies inférieures. iv, 20.

GESTATION. Voyez Grossesse.

GIBBOSITÉ. Pronost. *Sign. mort.* La gibbosité est mortelle, lorsqu'avant l'âge de puberté, elle a été produite par l'asthme ou par une toux (chronique). vj, 46.

GORGE. Diagn. 1. Les vents du nord produisent des inflammations de la gorge. iij, 5.

Thérap. 2. Dans les maux de gorge, observez les sécrétions; si elles ont un caractère bilieux, tout le corps souffre ; si elles sont comme dans l'état de santé, on peut sans crainte donner de la nourriture. ij, 15.

Voyez Amygdales, Angine.

GOSIER. Voyez Gorge.

GOUTTE. Diagnos. *Causes.* 1. Les longues sécheresses produisent des accès de goutte. iij, 16.

2. Les douleurs arthritiques se font sentir au printemps et en automne. iij, 20. — vj, 55.

3. Les vieillards sont sujets à cette maladie. iij, 31.

4. Une fièvre prolongée donne

lieu à des engorgemens ou douleurs des articulations. iv, 44.

5. L'excès de nourriture, dans les fièvres prolongées, produit des tuméfactions ou des douleurs articulaires. iv, 45.

6. Les eunuques sont exempts de la goutte. vj, 28.

7. Les femmes n'ont cette maladie qu'après la cessation des règles. vj, 29.

8. Un jeune homme n'y est pas sujet avant l'usage du coït. vj, 3o.

9. Les accès de goutte cessent, dans le cours de quarante jours, lorsque l'inflammation est dissipée (chez les sujets sobres et bien constitués). vj, 49.

THÉRAP. 10. Les douches d'eau froide sont utiles dans les douleurs de goutte, sans ulcérations ; elles résolvent les tuméfactions articulaires. v, 25.

GROSSESSE. 1. Les femmes qui n'ont pas la matrice trop froide ni trop humide, ni trop épaisse, ni trop sèche, ni trop chaude, mais dans un état moyen entre les extrêmes, sont d'une grande fécondité. v, 62.

2. Celles qui ont l'utérus trop froid, trop compacte ou trop humide, de même que celles qui l'ont sec et brûlant, ne sont pas propres à la conception. v, 62.

3. Pour savoir si une femme qui ne fait pas d'enfans est réellement stérile, on l'enveloppe de ses habits, on fait une fumigation aromatique au-dessous d'elle. Si l'odeur de cette fumigation paraît pénétrer à travers le corps, jusqu'au nez et à la bouche, on peut être assuré que sa stérilité ne dépend pas d'elle. v, 59.

Cette sentence me paraît bien suspecte.

4. Les femmes trop grasses ne conçoivent pas, parce que l'épiploon comprime l'orifice de la matrice. Elles ne deviennent fécondes que lorsqu'elles ont perdu de leur embonpoint. v, 46.

5. Une femme soupçonnée de grossesse, qui aurait bu de l'eau miellée, en se couchant, sans avoir soupé, et qui n'éprouverait pas des douleurs dans le ventre pendant la nuit, ne serait pas grosse. v, 41.

Cette sentence caduque n'est bien sûrement pas d'Hippocrate.

6. Pendant la grossesse l'orifice de la matrice est fermé. v, 51.

7. La suppression du flux menstruel, sans fièvre ni frissons, mais avec inappétence, est un signe (incertain) de grossesse. v, 61.

8. Une femme grosse d'un garçon a le teint fort animé; elle est

au contraire mal colorée, lorsqu'elle porte une fille. v, 42.

Cet aphorisme est sujet à contestation ; car
on observe tous les jours le contraire.

9. Les garçons communément,
sont inclinés du côté droit de la
matrice, et les filles du côté gauche. v, 48.

Un accoucheur moderne a tenté inutilement
de propager ce faux précepte.
Cette opinion est aussi frivole que la précé-
dente. Je l'ai citée, comme plusieurs autres,
dans l'intention de faire connaître les erreurs du siècle de mon auteur.

10. Le lait qui coule en quantité des mamelles pendant la grossesse, témoigne que le fœtus est
débile. Si au contraire les mamelles ont de la fermeté, c'est une
preuve que le fœtus est bien portant. v, 52.

11. Le flux menstruel qui a lieu
pendant la grossesse, signifie que
le fœtus est infirme. v, 60.

12. Les femmes d'une corpu-
lence moyenne, qui avortent à
deux ou trois mois de grossesse,
sans cause manifeste, ont les ori-
fices des veines utérines remplis
de mucosités; elles ne peuvent
supporter l'embryon qui se dé-
tache par son propre poids. v, 45.

PRONOS. *Mauv. sign.* 13. Lorsque l'hiver est doux, accompagné
des vents du midi et de pluies, si
le printemps suivant est rafraîchi
et desséché par les vents du nord,
les femmes qui doivent accoucher
au printemps, avorteront. iij, 12.

14. La saignée produit l'avortement, surtout si la grossesse est
avancée. v, 31.

On a souvent observé le contraire.

15. La diarrhée qui survient à
une femme grosse, peut être suivie d'avortement. v, 34.

16. Une femme enceinte dont

les mamelles s'affaissent subitement, accouchera avant le terme. v, 37.

17. Chez une femme qui porte deux enfans, si l'une de ses mamelles s'affaisse subitement, elle avortera d'un des jumaux ; d'un garçon, si c'est la droite ; d'une fille, si c'est la gauche. v, 38.

Cette sentence paraît superstitieuse, et tenir à de fort anciens préjugés ; mais elle est confirmée par l'autorité de Galien qui assure que cet accident n'est pas rare. Je n'ai cependant aucune confiance dans la seconde partie de cet aphorisme. Doit-on être surpris de rencontrer quelques erreurs dans un si grand nombre de vérités ?

18. Toute femme fort maigre qui devient enceinte, avorte avant que d'être devenue replète. v, 44.

Cette sentence obscure me paraît étrangère au divin vieillard.

19. Les mamelles maigrissent à une femme menacée d'avorte-

ment ; mais si elles reprennent de l'embonpoint, la femme y sentira de la douleur, ou dans les hanches, ou aux yeux, ou aux genoux ; et alors elle n'avortera pas. v, 53.

20. Dans une fièvre aiguë, une femme grosse qui maigrit sensiblement, sans cause manifeste, est menacée d'avortement funeste; si non, elle accouchera difficilement et dangereusement. v, 55.

21. Le ténesme qui a lieu pendant la grossesse, occasionne l'avortement. vij, 27.

Sign. mort. 22. Une maladie aiguë qui survient pendant la grossesse, est mortelle. v, 3o.

23. Une femme grosse affectée d'un érysipèle de l'utérus, est en danger de mort. v, 43.

Je doute qu'Hippocrate ait prononcé cette sentence.

THÉRAP. 24. Purgez pendant

la grossesse, depuis le quatrième mois jusqu'au septième, si les humeurs sont surabondantes; purgez moins à la première époque ; car il faut ménager le jeune fœtus, comme celui qui doit bientôt naître. iv, 1.—v, 29.

Voyez ACCOUCHEMENT.

H

HABITUDE. 1. Il faut accorder quelque chose à l'habitude. j, 17.

2. Les sujets dont les maladies s'accordent avec leurs habitudes, sont moins en danger que ceux dont les maladies n'ont aucune analogie avec les choses auxquelles ils sont accoutumés. ij, 34.

3. Ceux qui ont l'habitude d'un travail pénible, quoiqu'ils soient faibles et âgés, le supportent plus

facilement que les sujets jeunes et robustes qui n'y seraient pas accoutumés. ij, 49.

4. Les choses dont on a depuis long-temps l'habitude, quelque mauvaises qu'elles soient, sont plus supportables que celles qu'on n'a pas souvent pratiquées. Il faut donc par degrés changer ses habitudes. ij, 5o.

5. Il est dangereux de changer brusquement ses habitudes. ij, 5i.

HÉMATÉMÈSE. Voyez Vomissement de sang.

HÉMATURIE. Voy. Reins, n°s 3, 5. Vessie, n°s 2, 6, 7.

HÉMIPLÉGIE et Hémiplexie. Voy. Paralysie.

HÉMOPTYSIE. Diagnostic. *Caus.* 1. Les jeunes gens sont

sujets au crachement de sang. iij, 29.

2. Le sang écumeux évacué par les crachats, vient du poumon. v, 13.

3. Les substances froides telles que la neige, la glace, provoquent le crachement de sang. v, 24.

PRONOSTIC. *Mauv. sign.* 4. Le sang rendu par les voies supérieures (la bouche), de quelque nature qu'il soit, est fort souvent de mauvais augure. iv, 25.

5. L'hémoptysie suivie de crachats purulens, est à craindre. vij, 15.

Voyez VOMISSEMENT., n° 13 et suivans.

HÉMORRAGIE. DIAGNOST. *Causes.* 1. Les hémorragies ont lieu (principalement) au printemps. iij, 2.

2. Les jeunes gens qui approchent de la puberté, sont sujets à l'hémorragie nasale. iij, 27.

3. L'usage immodéré de l'eau chaude occasionne des hémorragies. v, 16.

4. Une température froide, la neige, la glace produisent des hémorragies (catarrhales). v, 24.

5. Les pulsations dans les ulcères donnent lieu à des hémorragies. vij, 21.

PRONOST. *Bons sign.* 6. L'hémorragie nasale qui arrive au quatrième jour des fièvres aiguës accompagnées d'un sentiment de lassitude, préserve des abcès qui surviendraient aux articulations, dans le cours de ces fièvres. iv, 74.

7. Le saignement de nez est d'un grand secours dans la suppression du flux menstruel. 5, 33.

8.

8. Un écoulement de sang par le nez, par la bouche ou par les oreilles, fait cesser les vives douleurs internes et externes de la tête. vj, 10.

9. Dans une fièvre aiguë, le sang qui coule par le nez, fait cesser la surdité. vj, 60.

Mauvais sign. 10. La convulsion, le hoquet ou le délire qui suivent les grandes pertes de sang, sont des signes fâcheux. v, 3.

11. Les hémorragies des ulcères, qui succèdent aux fortes pulsations, sont à craindre. vij, 21.

12. Dans la fièvre quarte, l'hémorragie nasale est de mauvais présage. viij, 3.

Présag. d'autre mal. 13. Dans les fièvres, ceux qui perdent beaucoup de sang, de quelque partie que ce soit, auront un flux de ventre pendant la convalescence. iv, 27.

Thérap. 14. Ne réchauffez pas les parties d'où le sang coule ou coulera bientôt. v, 19.

15. Pendant une hémorragie, ou quand elle doit avoir lieu, il faut employer l'eau froide, non sur la partie même d'où le sang coule, mais dans son voisinage. v, 23.

16. Le lait est nuisible à ceux qui ont perdu beaucoup de sang par l'anus. v, 67.

Hémorragie pulmonaire. V. Hémoptysie, Vomissement, n° 13 et suiv.

Hémorragie utérine. Pron. *Mauv. sign.* 17. L'hémorragie de la matrice, à laquelle se joignent des convulsions et la défaillance, est à craindre. v, 56.

HÉMORROIDES. Diagnos.

Caus. 1. Dans l'âge viril (de 28 à 49 ans), on devient sujet aux hémorroïdes. iij, 30.

Pronostic. *Bons sign.* 2. Le sang noir évacué par l'anus est d'un bon présage. iv, 25.

3. Les hémorroïdes sont avantageuses aux mélancoliques et aux néphrétiques. vj, 11.

4. Elles font cesser la manie. vj, 21.

Thérap. 5. Dans la cure des hémorroïdes anciennes, il faut en conserver une pour prévenir la consomption, ou l'hydropisie qui résulteraient d'une guérison complète. vj, 12.

Voy. Hémorragie, n° 16.

HÉPATITE. Voyez Foie.

HIVER. Voy. Saison, n°s 4,

8, 10, 11, 27, 28, 29; PURGA-
TION, n° 27 ; RÉGIME, n°s 3, 5.

HOMME-FAIT. Voyez AGE
VIRIL.

HOQUET. DIAGNOST. *Caus.*
1. L'inflammation du foie produit
le hoquet. v, 58.

2. Le hoquet peut être occasionné par plénitude, ou par une
trop forte évacuation. vj, 39.

PRONOST. *Bon sign.* 3. L'éternuement réitéré fait cesser le hoquet. vj, 13.

Mauv. sign. 4. Le hoquet est
de mauvais augure après une hémorragie. v, 3.

5. Il l'est aussi après une superpurgation. v, 4.

6. Il en est de même de celui
qui succède au vomissement. vij,
3.

7. Occasionné par la passion iliaque, il est encore bien mauvais. vij, 10.

8. Il est à craindre dans l'hépatite. vij, 17.

9. Le hoquet est redoutable chez les vieillards, lorsqu'il est l'effet d'un purgatif trop violent. vij, 41.

THÉRAP. Voy. ci-dessus, n° 3.

HORRIPILATION. Voyez FRISSON.

HYDROPISIE. DIAG. *Caus.* 1. La température de l'automne produit l'hydropisie. iij, 22.

2. La guérison des hémorroïdes invétérées, si l'on n'en conserve pas une, peut donner lieu à cette maladie. vj, 12.

3. Dans les affections spléniques, la dyssenterie prolongée est suivie d'hydropisie. vj, 43.

4. L'ascite suit l'hydropisie du foie, lorsque la membrane externe de ce viscère vient à se rompre. v, 55.

5. L'hydropisie succède à la leucophlegmatie (infiltration générale). vij, 74.

Sign. précurs. 6. Les tranchées, les douleurs ombilicales et celles des lombes, qui n'ont pu être apaisées par les purgatifs, ni par d'autres moyens, sont les préludes de l'hydropisie sèche (la tympanite). iv, 11.

Pronost. *Bons sign.* 7. L'hydropisie (par infiltration) est susceptible de guérison, lorsque les eaux absorbées par les veines sont évacuées par la voie intestinale (ou par les urines). vj, 14.

Cet aphorisme est assez clairement expliqué par le suivant.

8. Une forte diarrhée guérit la leucophlegmatie. vij, 29.

9. L'hydropisie qui survient aux maniaques, est utile. vij, 5,

Mauv. sign. 10. Les ulcères se guérissent difficilement dans l'hydropisie. vj, 8.

11. Les hydropiques se trouvent mal de l'hiver. viij, 8.

Signe mort. 12. La toux est funeste dans cette maladie. vj, 35. — vij, 47.

13. L'hydropisie qui succède à une longue dyssenterie, dans les maladies de la rate, est mortelle. vj, 43.

14. Un épanchement séreux dans l'abdomen, résultant de l'hydropisie du foie, est dangereux. vij, 55.

Thérap. 15. Lorsqu'on évacue promptement, par le fer ou par le feu, une grande quantité d'humeur épanchée, le malade meurt. vj, 27.

HYPOCHONDRES. Pron.

Mauv. sign. 1. La dureté de l'hypochondre droit, dans une jaunisse survenue le septième, le neuvième ou le quatorzième jour d'une fièvre aiguë, est de mauvais présage. iv, 64.

HYPOCHONDRES (DOULEURS DES). PRONOST. *Bon sign.* 2. La fièvre apaise les douleurs précordiales non inflammatoires. vj, 40.

HYPOCHONDRES (TUMÉFACTION DES). PRON. *Bon sign.* 3. Dans les fièvres (non inflammatoires), le flux de ventre dissipe le météorisme des hypochondres, accompagné de borborygmes et suivi de douleurs lombaires ; mais si le malade rend beaucoup de vents par le bas, s'il se fait prompte-

ment une copieuse évacuation d'u-
rines, cet effet n'aura pas lieu.
iv, 73.

THÉRAPEUT. 4. Dans les cas de
gonflement des hypochondres,
avec borborygmes, l'usage du lait
est nuisible. v, 64.

HYSTÉRIE. PRONOST. *Bon*

sign. L'éternuement est utile dans
la passion hystérique. v, 35.

I

ICTÈRE. DIAGNOSTIC. 1. Les

sujets disposés à l'ictère ont rarement des flatuosités. v, 72.

PRONOS. *Bon sign.* 2. L'ictère
qui survient aux septième, neuvième, quatorzième jours d'une
fièvre inflammatoire (sans dureté
au foie), est avantageux. iv, 64.

Mauv. sign. 3. Ceux qui dans

une fièvre (inflammatoire) deviennent ictériques avant le septième jour, sont dans un mauvais état, à moins qu'il ne survienne une diarrhée, ou toute autre évacuation du ventre. iv, 62.

4. La dureté de l'hypochondre droit est de mauvais présage dans l'ictère qui se joint à la fièvre (inflammatoire). iv, 64.

5. L'induration du foie est redoutable dans l'ictère. iv, 42.

ILÉUS. V. Passion iliaque.

INAPPÉTENCE. V. Appétit (perte d').

INFLAMMATION. Diagn. *Cause.* 1. Les nouveau-nés sont sujets aux inflammations de l'ombilic. iij, 24.

Therap. 2. Les topiques froids sont utiles sur les parties récemment enflammées, lorsque le sang nouvellement accumulé conserve encore sa couleur ordinaire ; ils noircissent celles qui sont enflammées depuis long-temps. v, 23.

INSOMNIE. Diagn. *Causes.*
1. Les enfans du premier âge sont sujets à l'insomnie. iij, 24.

2. La vieillesse occasionne des insomnies. iij, 31.

Pronostic. *Mauvais signes.*
3. L'insomnie prolongée est nuisible. ij, 3.

4. Les convulsions ou le délire qui résultent d'une longue privation de sommeil, sont à craindre. ij, 18.

INTESTIN. Pronost. *Mauv. sign.* 1. Un intestin grêle coupé ne se réunit pas. v, 24.

Cette sentence paraît caduque.

Sign. mort. 2. Les plaies des intestins grêles sont funestes. vj, 18.

L'expérience a souvent constaté le contraire.

Présag. d'autre mal. 3. L'inflammation du rectum est suivie de strangurie. v, 58.

IVRESSE. Pronostic. *Mauv. signe.* 1. Le délire avec frissons spasmodiques, est bien mauvais dans l'ivresse. vij, 7.

Sign. mort. 2. Un homme pris de vin, qui devient tout à coup muet, meurt de convulsions, à moins que la fièvre ne survienne, ou qu'il ne recouvre l'usage de la parole à l'époque où l'ivresse doit cesser. v, 5.

J

JAUNISSE. Voyez Ictère.

JEÛNE. Voyez Faim.

JEUNESSE. Voyez Age, n°
17 et suiv.

JOUE. Les parties les plus
minces de la joue une fois divi-
sées, ne sont susceptibles ni d'accroissement ni de réunion. vj, 19.

On peut, sans irrévérence envers le père de
la médecine, proclamer la fausseté de cette
maxime. Les progrès que la chirurgie a
faits depuis le siecle d'Hippocrate, nous
y autorisent.

JOURS critiques. V. Crise,
n° 8 et suiv.

JUGEMENT. Le jugement
est difficile. j, 1.

Le Philosophe de Cos entend ici par le mot
grec *crisis* (jugement) la connaissance

exacte du caractère d'une maladie, et la prédiction des efforts que la nature fera pour en opérer la guérison.

JUMEAUX. Voy. Grossesse, n° 17.

L

LAIT. *Usage salutaire.* 1. Le lait convient aux phthisiques qui ont peu de fièvre ; aux autres sujets affectés de fièvre lente peu sensible ; à ceux chez qui l'on n'observe aucun des symptômes mentionnés ci-après (n° 2); enfin il est utile dans les cas de consomption excessive. v, 64.

Usage nuisible. 2. Le lait est contraire à ceux qui éprouvent de violentes céphalalgies ; à ceux qui ont la fièvre ; à ceux qui ont une tuméfaction météorique des hypochondres, avec borborygmes ;

et à ceux qui ont soif. Il nuit aussi à ceux qui, dans les fièvres ai-guës, ont des déjections bilieuses, et à ceux qui ont perdu beaucoup de sang par l'anus. v, 64.

LAIT DE FEMME. Voyez MA-MELLES, n°s 1, 2.

LANGUE. DIAGNOST. 1. Si la langue s'embarrasse tout à coup, ou qu'une autre partie du corps se paralyse, c'est un effet de l'a-trabile. vij, 40.

2. La langue qui n'est ni noire, ni de la couleur du sang, désigne que la maladie est légère. viij, 9.

LARME. DIAG. *Caus.* 1. Les vieillards sont sujets au larmoie-ment. iij, 31.

PRONOST. 2. Dans les fièvres, ou autres maladies, les larmes qui

coulent pour quelque motif que
ce soit, ne présentent rien d'in-
quiétant; mais elles présagent du
danger, lorsqu'elles coulent sans
sujet. iv, 52.

LASSITUDE. Pron. 1. Les
lassitudes spontanées annoncent
les maladies. ij, 5.

2. Les lassitudes qui se joignent
à une évacuation copieuse d'urines blanches et épaisses, qui se
fait le quatrième jour des fièvres,
sont d'un bon augure. iv, 74.

3. Un sentiment de lassitude
dans les fièvres, annonce des dépôts aux articulations, et surtout
à l'entour des mâchoires. iv, 31.

Thérap. 4. Les lassitudes qui
résultent d'un excès de mouvement, se guérissent par le repos.
ij, 48.

LÈPRE. Dɪᴀɢɴᴏsᴛ. *Caus.* La lèpre est une des maladies particulières au printemps. iij, 20.

LÉTHARGIE. Dɪᴀɢ. *Causes.*
1. L'hiver produit des léthargies. iij, 23.
2. Les sujets de vingt-huit à quarante-neuf ans sont les plus exposés à la léthargie. iij, 30.

LEUCOPHLEGMATIE. V. Hʏᴅʀᴏᴘɪsɪᴇ.

LÈVRE. Pʀᴏɴᴏs. *Sign. mort.*
1. Le dérangement convulsif de la lèvre, chez un malade exténué par une fièvre continue (aiguë), présage une mort prochaine. iv, 49.
2. Les lèvres livides, paralysées, pendantes et refroidies, annoncent la mort. viij, 13.

LIENTERIE. Dɪᴀɢ. *Causes.*

1. L'automne produit des lienteries. iij, 22.

2. Cette maladie est commune à l'âge viril. iij, 3o.

3. Elle succède à la dyssenterie. vij, 76.

Pʀᴏɴᴏsᴛɪᴄ. *Bon signe.* 4. Les rapports acides non habituels sont utiles dans la lienterie chronique. vj, 1.

Sign. mort. 5. Dans les affections de la rate, la lienterie qui succède à une dyssenterie prolongée, est mortelle. vj, 43.

TʜÉʀᴀᴘᴇᴜᴛ. 6. En hiver, les vomitifs sont dangereux pour les lientériques. iv, 12.

LIVIDITÉ. Voyez Pᴇᴀᴜ.

LOMBES. (douleur des).

Dɪᴀɢɴᴏsᴛɪᴄ. *Caus.* 1. La température de l'hiver occasionne les douleurs des lombes. iij, 23.

PRONOSTIC. 2. La douleur des lombes qui a résisté aux purgatifs et à d'autres médications, est suivie d'hydropisie sèche (tympanite). iv, 11.

THÉRAP. 3. Le lombago, sans fièvre, mais avec douleur du ventre et sentiment de pesanteur aux genoux, indique le besoin de purger. iv, 20.

LUXATION. DIAGNOS. *Caus.*

1. Les enfans du deuxième âge sont sujets à la luxation intérieure des vertèbres supérieurs du cou. iij, 26.

2. Dans la coxalgie, les luxations et réductions alternatives de la tête du fémur, dénotent une collection d'humeurs muqueuses (dans la cavité articulaire). vj, 59.

Pron. *Mauv. sign.* 3. Lorsque par suite d'une sciatique prolongée, l'os de la cuisse est luxé, toute cette extrémité reste atrophiée, à moins qu'on ne la cautérise *. vj, 60.

* J'ai plusieurs fois, en pareil cas, fait employer avec succès, le moxa des indiens.

M

MAIGREUR. Diagn. 1. Les sujets naturellement maigres sont moins exposés à mourir subitement, que ceux qui sont replets. ij, 44.

Pronost. 2. Dans toute maladie, une maigreur extrême des régions ombilicales et abdominales, leur état de consomption, sont de mauvais augure ; on doit en pareil cas considérer comme dangereux, l'usage des purgatifs inférieurs. ij, 35.

Mauvais signe. 3. Toutes les femmes qui, étant d'une maigreur contre nature, sont enceintes, avortent avant que d'avoir repris de l'embonpoint. v, 44.

Thérap. 4. Purgez de préférence par les voies supérieures, les personnes grêles qui vomissent avec facilité : si c'est en hiver, usez de précaution. iv, 6.

MALADIES
du premier âge.
de l'enfance.
de l'adolescence.
de la jeunesse.
de l'âge viril.
de la vieillesse.
} Voy. Age.

qui règnent en hiver.
au printemps.
en été.
en automne.
} V. Saison.

Maladie catarrhale. Voyez Catarrhe.

MALADIE EN GÉNÉRAL. DIAGN.
Voyez PHTHISIE, n° 11 et la note.

Cause. 1. La nature des maladies est indiquée par le caractère de la saison. j, 12.

2. L'excès d'alimens produit une maladie; la guérison le prouve. ij, 17.

3. Dans la vieillesse, on est généralement moins affecté de maladies (aiguës) que dans les âges précédens; mais on est tourmenté jusqu'à la mort par de longues infirmités. ij, 39.

4. Les renouvellemens des saisons produisent principalement des maladies; les grands changemens du chaud au froid, et les autres variations atmosphériques de chaque saison, en produisent aussi. iij, 1.

5. Les maladies sont plus ou

moins légères ou graves dans certaines saisons que dans d'autres. iïj, 3.

6. Elles peuvent avoir lieu dans toutes les saisons; mais il y en a qui sont plus nombreuses, d'autres plus graves dans une saison que dans une autre. iïj, 19.

Signe précurseur. 7. Les maladies sont ordinairement précédées de lassitudes* spontanées. ij, 5.

* Celles qui ne sont produites par aucun excès de mouvement.

Lieu affecté. 8. Un convalescent qui éprouve une douleur (fixe) dans une partie quelconque, aura un abcès sur cette même partie. iv, 32.

9. Une maladie se fixe au lieu même où l'on souffrait antérieurement. iv, 33.

10. Une maladie existe à l'en-

droit même où paraît la sueur. iv, 38.

11. Toute partie du corps plus ou moins chaude ou froide qu'à l'ordinaire, est le siége d'une maladie. iv, 39.

Pronost. 12. Pour bien connaître le caractère des redoublemens, et pressentir la marche d'une maladie, il est essentiel de considérer non-seulement la nature de celle-ci, mais encore la saison et la conformité des périodes, ou des intervalles qui existent entre ces redoublemens. Il est aussi fort important d'observer si ces paroxysmes reviennent chaque jour, ou tous les deux jours, ou après un plus long espace de temps. Les mêmes choses sont encore désignées par les *épiphénomènes* *. Dans l'inflammation de la plèvre, par exemple, si l'expectoration a lieu au commencement, la maladie sera bientôt jugée; si cette évacuation arrive plus tard, la guérison sera retardée. j, 12.

* *Épiphénomènes* se dit des symptômes qui se manifestent après l'invasion d'une maladie, sans lui appartenir essentiellement, mais qui en sont une complication. Ce mot est formé du grec *épiphainoménos, qui paraît après*, dérivé d'*épi, sur* ou *après*, et de *phainomai, paraître, se montrer.*

13. On peut prévoir par les sueurs, les selles et les urines, si les crises seront faciles ou non, et quelle sera la durée d'une maladie. j, 12.

14. Lorsque les saisons sont constantes et régulièrement constituées *, les maladies suivent un ordre régulier, et se terminent facilement. Si le contraire arrive (par rapport aux saisons), les maladies régnantes seront irrégu-

lières, les crises en seront difficiles. iij, 8.

* Les saisons sont régulièrement constituées,
lorsque l'hiver est généralement froid et
humide ; le printemps chaud et tempéré
par de douces pluies; l'été chaud et sec;
l'automne froid et un peu sec. Mais ces
qualités doivent être modérées et non excessives.

15. Une longue et abondante
sueur, si elle est froide, indique
une maladie grave ; si elle est
chaude, le mal sera plus supportable. iv, 42.

16. Il faut observer attentivement la nature des évacuations
opérées par les selles, par les pores de la peau, par les urines ou
par toute autre voie. Si les fonctions du corps s'éloignent un peu
de l'état naturel, le mal est léger;
si elles s'en écartent davantage,
la maladie est grave; enfin lorsqu'elles sont tout-à-fait troublées,

le malade est en danger de mort. vij, 79.

17. Toute maladie qui résiste aux médicamens, peut être guérie par le fer; celles qui résistent à celui-ci, céderont à l'action du feu; celles qui persistent malgré la cautérisation, doivent être considérées comme incurables. viij, 6.

Bons sign. 18. Le sommeil qui soulage est de bon augure dans les maladies. ij, 1.

19. Les sujets dont la maladie s'accorde avec leur âge, leur constitution, leurs habitudes, et avec la saison, courent moins de danger que ceux dont le mal ne se rapporte à aucune de ces circonstances. ij, 34.

Signes de prolongat. 20. Les sueurs qui ont lieu hors les jours critiques signifient que la maladie sera prolongée. iv, 36.

21. Les sueurs froides dans une fièvre légère, annoncent une prolongation. iv, 37.

22. Les alternatives de chaleur et de froid du corps, les changemens fréquens de couleur, dénotent la longueur d'une maladie. iv, 40.

23. Les tumeurs qui se forment dans les fièvres, sans disparaître à l'époque de la crise, annoncent que la maladie sera longue. iv, 51.

24. Les sueurs qui ne font pas cesser une maladie, font présumer une prolongation. iv, 56.

25. L'urine qui dépose une matière semblable à de la grosse farine, témoigne que la maladie se prolongera. vij, 31.

Signes mortels. 26. Dans toute maladie, les agitations pénibles pendant le sommeil, sont funestes. ij, 1.

27. Les vomissemens et déjections de bile noire qui arrivent au commencement des maladies, présagent la mort. iv, 22.

28. Observez les yeux durant le sommeil; car si les paupières entr'ouvertes laissent apercevoir un peu de blanc, c'est un signe mauvais et bien pernicieux, à moins que ce ne soit l'effet d'une diarrhée ou d'un purgatif, ou que le malade n'ait l'habitude de dormir ainsi. vj, 52.

Sign. de récidive. 29. Les affections morbides qui ne cessent pas à l'époque de la crise, font ordinairement renouveler la maladie. ij, 12.

Thérap. 30. Il faut considérer la saison dans le traitement des maladies. j, 2.

31. Prescrivez les alimens les plus légers pendant l'état de vigueur d'une maladie. j, 8.

32. Observez si le malade pourra supporter une diète sévère jusqu'à l'état de vigueur de sa maladie, ou s'il ne succombera pas avant cette époque pour n'être pas suffisamment nourri, ou si la maladie diminuera et cessera la première. j, 9.

33. Dans les maladies qui parviennent rapidement à leur état de vigueur, il faut employer, dès l'invasion, une nourriture légère. Lorsqu'au contraire cet état se manifeste tard, on retranchera la nourriture un peu avant et pendant cette époque; mais auparavant on doit prescrire un régime propre à entretenir les forces. j, 10.

34. Dans les paroxysmes, il faut

interdire toute nourriture, car elle serait nuisible. Lorsque ces exacerbations sont périodiques, c'est au moment de leur retour qu'on supprimera les alimens. j, 11.

35. Le médecin qui, dans le traitement d'une maladie, agit d'après l'indication qu'il a jugée convenable, et qui n'obtient pas le succès qu'il avait droit d'attendre, ne doit rien faire de nouveau, tant que ce qu'il a d'abord observé, subsiste. ij, 52.

Voy. FIÈVRE.

MALADIE AIGUE. DIAGNOSTIC. *Causes.* 36. L'automne produit des maladies aiguës tout-à-fait mortelles. iij, 9.

37. Dans la jeunesse (de 21 à 28 ans), on est sujet aux maladies aiguës. iij, 29.

Sign. prés. 38. Les maladies bien aiguës présentent promptement les signes les plus graves. j, 7.

39. Les symptômes sont faibles au commencement et à la fin des maladies aiguës ; mais ils sont très - violens lorsque le mal est parvenu à son état de vigueur. iij, 30.

40. L'urine délayée au-dessus, formant un dépôt bilieux, indique une maladie grave. vij, 32.

PRONOSTIC. 41. La durée des maladies aiguës est pour l'ordinaire de quatorze jours. j, 23.

42. Les présages de guérison ou de mort ne sont pas tout-à-fait certains dans les maladies aiguës. ij, 19.

Mauvais signes. 43. Une respiration plaintive est de mauvais augure. vj, 54.

44. Le refroidissement des mains

et des pieds est également redoutable. viij, 1.

Sign. mort. 45. Après une maladie aiguë, celui qui, dans un état d'exténuation considérable, rend par le haut ou par le bas de la bile noire ou toute autre matière semblable à du sang noir, est à la veille de sa mort. iv, 23.

THÉRAP. 46. Une diète sévère, dans les maladies aiguës, est bien préjudiciable, lorsqu'elle ne convient pas ; portée à l'excès, cette sévérité est aussi dangereuse que trop de nourriture. j, 4.

47. Dans les maladies les plus graves, il faut employer exactement les moyens les plus puissans *. j, 6.

---

* C'est-à-dire qu'une maladie aiguë extrêmement violente exige l'abstinence absolue de toute espèce d'alimens, car c'est le plus puissant remède.

48. La maladie la plus aiguë présente promptement les plus graves accidens; il faut alors prescrire la diète la plus douce et la plus exacte. Dans le cas contraire, on peut donner un peu plus de nourriture, à mesure que la maladie s'éloigne de son extrême degré de gravité. j, 7.

49. Purgez rarement dans les maladies aiguës, même au début. L'emploi des évacuans exige alors de grandes précautions. j, 24.

50. Dans les maladies très-aiguës, il faut purger le jour même où il paraîtra une grande quantité d'humeurs en mouvement, car le moindre retard serait dangereux dans ces circonstances. iv, 10.

MALADIE CHRONIQUE.

PRONOST *Mauv. sign.* 51. La perte de l'appétit et les déjections non mélangées sont de mauvais augure dans les maladies chroniques. vij, 6.

52. La diarrhée est à craindre dans ces mêmes maladies. viij, 6.

Sign. mort. 53. Dans les maladies chroniques, un état de faiblesse extrême, avec vomissement de bile noire, ou des selles qui contiennent des matières semblables à du sang noir, présagent la mort pour lé lendemain. j, 23.

THÉRAP. 54. Un régime peu substantiel et bien sévère est toujours dangereux dans les maladies chroniques. j, 23.

Voyez RÉGIME des malades.

MALADIES DU CŒUR. V. CŒUR, DÉFAILLANCE.

MALADIES NERVEUSES. Voyez CONVULSION, ÉPILEPSIE, NERFS, TÉTANOS, VERTIGE.

MALADIES DU NEZ. Voy. ENCHI-

FRENEMENT, HÉMORRAGIE, NA-
RINES.

MALADIES DES OREILLES. Voy.
OREILLES, OUÏE, SURDITÉ.

MAMELLES. DIAGN. 1. Une
femme qui n'est point réglée peut
avoir du lait dans les mamelles,
quoiqu'elle ne serait pas enceinte
ou qu'elle ne serait pas accouchée
depuis quelque temps. v, 39.

2. Le lait qui coule des mamelles pendant la gestation, désigne la débilité du fœtus; dans
le cas contraire, si les mamelles
sont fermes, le fœtus est bien portant. v, 52.

PRON. *Présag. d'autr. malad.*
3. Les femmes enceintes dont les
mamelles deviennent tout à coup
flasques, sont menacées d'un accouchement prématuré. v, 37.

4. Le sang (menstruel ou les

lochies) qui s'accumule (par métastase ou s'altère) dans les mamelles, annonce la manie (hystérique ou fureur utérine). v, 40.
Voyez GROSSESSE, n°s 16, 19.

MANIE. DIAGNOSTIC. *Cause.*
1. Le printemps et l'automne produisent la manie. iij, 20, 22.

2. La résolution subite des engorgemens (inflammatoires) qui
bordent les blessures antérieures,
peut procurer la manie. v, 65.

3. Dans les maladies atrabilaires, les métastases occasionnent
la manie. vj, 56.

Voyez MAMELLES, n° 4.

PRONOST. *Bons sign.* 4. Les
varices et les hémorroïdes font
cesser la manie. vj, 21.

5. La dyssenterie, l'hydropisie
ou l'extase sont utiles dans la manie. vij, 5.

Sign. mort. 6. Dans une dé-mence furieuse, celui qui ne connaît personne, qui n'entend pas et ne comprend plus rien, a peu de temps à vivre. viij, 16.

MARASME. Voy. Exténua-tion, Phthisie.

MATRICE. Diagnost. 1. L'orifice de la matrice est fermé pendant la gestation. v, 51.

2. L'induration du col de la matrice ferme nécessairement l'orifice de cet organe. v, 54.

3. Les femmes qui ont la matrice froide, épaisse, sont stériles, de même que celles qui l'ont trop humide; la vertu fécondante de la semence s'y éteint. Celles qui ont trop de sécheresse et d'ardeur dans ce viscère, sont aussi stériles, car le sperme s'y corrompt par

défaut de nourriture ; mais celles dont la matrice garde un juste milieu entre ces deux extrêmes, sont propres à la conception. v, 62.

PRONOST. *Bon sign.* 4. L'éternuement est utile dans la suffocation utérine. v, 35.

Sign. mort. 5. L'érysipèle de la matrice est mortel pendant la gestation. v, 43.

Présag. d'autre malad. 6. La phlegmasie utérine (métrite) est suivie de strangurie. v, 58.

THÉRAPEUT. 7. La chaleur est avantageuse dans les affections de la matrice ; le froid est nuisible en pareils cas. v, 22....

8. Lorsque l'utérus, se portant vers l'ischion, vient à suppurer, employez des tampons de charpie chargés de médicamens (détersifs). v, 47.

MATRICE (HÉMORRAGIE DE LA),
PRONOSTIC. *Mauv. sign,* 9. Les
pertes utérines suivies de convulsions et de syncopes, sont de
mauvais présage. v, 56.

MÉDECIN (DEVOIR DU). Le
médecin doit non-seulement exé-
cuter lui-même les choses qui le
concernent, mais encore faire
coopérer le malade, les assistans
et tout ce qui de l'extérieur, peut
être utile (à la guérison). j, 1.

MÉDICAMENT. Les mala-
dies qui ne cèdent pas à l'emploi
des médicamens, peuvent être
combattues par le fer ou par la
cautérisation ; sinon, on doit les
juger incurables. viij, 6.
Voyez PURGATION.

MÉLANCOLIE. DIAGNOSTIC.

Caus. 1. Une température sèche et froide donne lieu à des affections atrabilaires, chez les sujets d'une constitution sèche (et bilieuse.). iij, 1, 4.

2. Le printemps et l'automne produisent des mélancolies. iij, 2, 22.

Signes présens. 3. La crainte et une tristesse continuelle, sont des signes de mélancolie. vj, 23.

4. La langue ou toute autre partie du corps qui se paralyse subitement, caractérise la mélancolie. vij, 40.

PRONOSTIC. *Bon signe.* 5. Les hémorroïdes sont avantageuses aux mélancoliques. vj, 11.

Mauvais signe. 6. Les métastases sont nuisibles dans les maladies causées par l'atrabile, parce qu'elles annoncent (pour l'ordinaire) l'apoplexie (ou une para-

lysie), ou des spasmes, ou la cécité, ou la manie. v, 56.

THÉRAP. 7. Purgez souvent
par les voies inférieures, dans les
affections mélancoliques ; faites
vomir, par la même raison, lorsqu'il y a turgescence de bile jaune.
iv, 9.

MENSTRUES. Pron. *Bon
sign.* 1. Quelques-unes des maladies (chroniques) de l'enfance
se terminent chez les filles, à l'é-
poque de l'éruption des règles.
iij, 28.

Mauv. sign. 2. Les maladies
longues des jeunes filles deviennent incurables, lorsqu'elles se
prolongent au-delà de la première
apparition des règles. iij, 28.

3. Les défaillances qui surviennent pendant l'évacuation menstruelle, sont à craindre. v, 56.

4. Si les menstrues coulent pendant la grossesse, le fœtus est malade. v, 60.

MENSTRUES SUPPRIMÉES. DIAG. 5. Le lait contenu dans les mamelles d'une femme qui n'est pas enceinte ou qui n'aurait pas fait d'enfant, désigne une suppression du flux menstruel. v, 39.

6. Une femme dont l'évacuation sexuelle est supprimée, ayant de la répugnance pour les alimens, sans fièvre ni frissons, peut être enceinte. v, 61.

PRONOSTIC. *Bons sign.* 7. La menstruation rétablie fait cesser le vomissement (occasionné par suppression). v, 32.

8. L'hémorragie nasale est avantageuse dans la suppression des règles. v, 33.

Présag. d'autr. mal. 9. Une suppression des règles produit des maladies par suite d'affections de la matrice. v, 57.

10. La femme n'a la goutte que lorsque ses règles ne coulent plus. vj, 29.

THÉRAPEUT. 11. Les menstrues supprimées peuvent être rétablies par une fumigation aromatique ; mais ce remède appesantit la tête. v, 28.

MENSTRUES IMMODÉRÉES. PRON. *Mauv. sign.* 12. Les règles qui coulent trop copieusement, sont suivies de maladies. v, 57.

THÉRAP. 13. Voulez-vous réprimer l'écoulement trop abondant des règles? appliquez une ventouse sur la mamelle. v, 50.

MENSTRUES VICIÉES. THÉRAP. 14. Le sang menstruel décoloré, l'irrégularité de son évacuation, indiquent le besoin d'un purgatif. v, 36.

MÉTASTASE. Pronos. *Bon signe.* 1. Les phlegmasies érysipélateuses internes qui se portent à la surface du corps, sont de bon augure. vj, 25.

Mauv. sign. 2. Celles au contraire qui passent de dehors au dedans, sont de mauvais présage. vj, 25.

Présag. de maladies. 3. Le transport et le séjour du sang dans les mamelles sont suivis de manie. v, 40.

4. Les métastases sont fort mauvaises dans les affections mélancoliques, car elles donnent lieu à l'apoplexie ou à des spasmes, à la cécité ou à la manie. vj, 56.

MOELLE-ÉPINIÈRE. Thérap. Le froid est contraire à la moelle épinière; la chaleur lui est utile. v, 18.

MORT. Pronost. 1. Les vomissemens ou les déjections de bile noire sont mortels, lorsqu'ils ont lieu au début d'une maladie quelconque. v, 22.

2. Dans les suppurations internes ou dans l'ascite, si l'on fait sortir promptement, par le fer ou par le feu, une grande quantité de pus ou de sérosité, le malade meurt. vj, 27.

3. Le testicule droit refroidi et convulsé annonce la mort. viij, 11.

4. Le froid des oreilles, leur transparence et leur rétraction présagent la mort. viij, 14.

5. Une vue trouble avec tournoiement, l'aversion de la lumière, un profond assoupissement et une chaleur ardente ôtent tout espoir de guérison. viij, 15.

Mort prochaine. 6. Dans une fièvre continue (aiguë), les mouvemens convulsifs des lèvres, des sourcils, des yeux, des paupières, des narines, avec surdité, vue trouble et faiblesse générale, annoncent une mort prochaine, lors même qu'il ne paraîtrait qu'un seul de ces symptômes. iv, 49.

7. Les ongles noirs, les doigts et les orteils froids, contractés ou relâchés, témoignent une mort prochaine. viij, 12.

8. Ceux qui doivent bientôt mourir ont les lèvres livides, insensibles, renversées ou froides. viij, 13.

9. Celui qui, étant furieusement agité, sans connaissance, n'entend et ne comprend plus rien, est déjà moribond. viij, 16.

10. A l'instant de la mort, on observe plus sensiblement encore les signes dont on vient de parler;

le ventre se remplit de vents et s'élève. viij, 17.

11 Nous touchons à notre fin, quand la chaleur qui entretient la vie, se portant plus haut que l'ombilic au-dessus du diaphragme, vient à absorber l'humeur radicale en son entier. Les poumons et le cœur étant desséchés par l'effet de la concentration de la chaleur sur certains points de l'organisation que sa présence frappe de mort, l'esprit vital se dégage, et de toutes parts subit la loi qui sollicite sa réunion au grand tout. L'âme alors s'échappant tant par les chairs que par les diverses ouvertures de la tête, d'où nous appelons la vie, abandonne l'édifice corporel, et livre cette masse refroidie et inerte à l'action dissolvante de la bile, du sang, de la pituite et des chairs. viij, 18.

Mort subite. 12. Les syncopes profondes et fréquentes, dont on ne peut découvrir la cause, présagent une mort subite. ij, 41.

13. Les personnes grasses et replètes sont plus exposées à mourir subitement que les maigres. ij, 44.

MOUVEMENT. 1. La faim interdit toute espèce de travail. ij, 16.

2. Tout mouvement violent, précipité, est dangereux ; toute action modérée est toujours sûre. ij, 51.

3. Le mouvement trouble le corps ; la navigation en est la preuve. iv, 14.

4. Il favorise l'action de l'ellébore (et de tout autre purgatif). iv, 15.

5. Le repos guérit les affections

qui résultent d'un excès de mouvement. iv, 48.

MUTITÉ. Diagnostic. *Caus.*
1. Une forte commotion du cerveau fait perdre la parole. vij, 58.

Pronostic. 2. Dans l'ivresse,
ceux qui, deviennent tout à coup
muets, meurent dans les convulsions; mais si la fièvre survient,
ou s'ils recouvrent l'usage de la
parole à l'époque où l'ivresse doit
cesser, ils en réchappent. v, 5.

3. Ceux qui, dans l'état de santé, sont pris subitement de céphalalgie, avec perte de la parole
et respiration stertoreuse, meurent (apoplectiques) dans l'espace
de sept jours, à moins que la fièvre
ne survienne. vj, 51.

N

NARINES. Diagnost. *Caus.*
1. Dans la vieillesse, on est sujet à l'écoulement des sérosités nasales. iij, 31.

Signes présens. 2. L'humidité habituelle des narines indique une faible santé ; leur sécheresse modérée en désigne une meilleure. vj, 2.

Pronostic. *Bons sign.* 3. Un écoulement sanguinolent, ou purulent, ou séreux, par les narines, apaise les vives douleurs internes et externes de la tête. vij, 10.

Signe mortel. 4. Le désordre convulsif du nez, précédé d'une grande prostration de forces, présage la mort, dans les fièvres continues. iv, 49.

Voyez Enchifrenement, Hémorragie, n.ᵒˢ 2, 6, 7, 8, 9, 12.

NATURE.

Hippocrate admettait un agent puissant et universel auquel il donnait le nom de *nature*. Il exprimait aussi par ce mot la constitution physique ou le tempérament de chaque individu.

1. Le médecin doit observer et bien connaître la constitution physique de chaque sujet. j, 3.

2. Un tempérament athlétique est dangereux. j, 3.

3. Dans la jeunesse et chez les athlètes, la chaleur naturelle augmente en hiver et au printemps. j, 15.

4. Tout ce qui passe les bornes de la nature est nuisible. ij, 4.

5. Tout excès est contraire aux vœux de la nature. ij, 5.

6. Les maladies qui ont le plus d'analogie avec le tempérament, sont les moins dangereuses. ij, 34.

7. Les tempéramens se trouvent

bien ou mal, les uns de l'hiver, les autres de l'été. iij, 2.

NÉPHRITE. Voyez REINS.

NERF.

Sous cette dénomination, Hippocrate comprend aussi les tendons, les ligamens, même les aponévroses.

DIAGNOSTIC. 1. L'abus de l'eau chaude est une des causes de la faiblesse des nerfs. v, 16.

2. Un nerf coupé n'est susceptible ni d'accroissement, ni de réunion. vj, 19. — vij, 28.

THÉRAPEUT. 3. La chaleur est favorable aux nerfs; le froid leur est fort contraire. v, 18.

NERFS (EXTENSION DES). Voy. CONVULSION, TÉTANOS.

NERFS (RÉSOLUTION DES). V. APOPLEXIE, PARALYSIE.

NEZ. Voyez NARINES.

NOURRITURE. V. Régime.

NUTRITION. Voyez Appétit, n°s 1, 2, 3; **Convalescence**, n° 2.

Nutrition (défaut de). Voy. Atrophie.

O

OBÉSITÉ. V. Embonpoint.

OCCASION. On manque souvent l'occasion d'agir. j, 1.

OEIL. Voyez Yeux.

OMBILIC. Diagnost. 1. Les inflammations de l'ombilic sont communes chez les nouveau-nés, et dans la première enfance. iij, 24.

Pronost. *Bon signe.* 2. Dans toute maladie, il est bon que l'ombilic et les parties voisines restent dans un état de réplétion. ij, 35.

Mauv. sign. 3. La maigreur extrême et l'atrophie de la région ombilicale sont redoutables dans toute maladie ; il est alors dangereux de purger par le bas. ij, 35.

Présag. d'autre malad. 4. Les douleurs de l'ombilic, celles du ventre et des lombes qui ne cèdent ni aux purgatifs, ni aux autres remèdes, sont suivies d'hydropisie de vents. iv, 11.

ONGLES. Voyez Doigts.

OPHTALMIE. Diag. *Caus.* 1. Un printemps pluvieux et austral qui succède à un hiver sec et boréal, procure des ophtalmies pendant l'été suivant. iij, 11.

2. Un automne sec et boréal donne lieu à des ophtalmies. iij, 14.

3. En toute saison une sécheresse produit l'inflammation des yeux. iij, 16.

4. Cette maladie est aussi occasionnée par la constitution atmosphérique de l'été. iij, 21.

Pronostic. *Bon signe*. 5. La diarrhée accidentelle est avantageuse dans l'ophtalmie. vj, 17.

OREILLES. Diagnost. *Caus.* 1. Le suintement des oreilles est une des maladies particulières aux enfans du premier âge. iij, 24.

Pronostic. *Sign. mort.* 2. Les oreilles froides, transparentes, retirées, annoncent la mort. viij, 14.

Oreilles (douleur d'). Diag. *Caus.* 3. C'est surtout pendant l'été que règne la douleur des oreilles. iij, 21.

Voy. Ouïe, Surdité.

ORGASME, ou *Turgescence,* c'est-à-dire surabondance d'humeurs qui ont besoin d'être évacuées.

Voy. Purgation, n°s 13, 17, 21.

ORTEILS. Voy. Doigts.

OS. Pronostic. *Mauvais sign.*
1. Tout ulcère qui dure un an et plus, occasionne nécessairement la carie de l'os qui est dessous ; les cicatrices qui se forment ensuite sont enfoncées. vj, 45.

2. Des chairs livides sur un os malade sont à redouter. vij, 2.

3. L'érysipèle est mauvais autour d'un ulcère qui met un os à découvert. vij, 19.

4. La nécrose d'un os est occasionnée par la mortification des chairs qui le recouvrent. vij, 77.

Thérap. 5. Le froid nuit aux

os, la chaleur les favorise. v, 18.
Voy. FRACTURE, LUXATION.

OTALGIE. Voyez OREILLES, n° 3.

OUÏE dure. DIAGNOST. 1. Les vents du midi rendent l'ouïe dure. iij, 5.

2. La dureté de l'ouïe est commune dans la vieillesse. iij, 31.

PRONOSTIC. *Bon sign.* 3. Dans les fièvres aiguës, une hémorragie nasale, ou des déjections copieuses dissipent la dureté de l'ouïe. iv, 60.

OUÏE (PERTE DE L'). Voyez SURDITÉ.

P

PARALYSIE. Diagn. *Cause.*
1. L'embarras subit de la langue,
ou la paralysie de toute autre
partie du corps, sont l'effet de la
bile noire. vij, 40.

Pronost. *Sign. mort.* 2. L'humeur mousseuse qui paraît à la
bouche d'un paralytique, dénote
qu'il n'en réchappera pas. ij, 43.

PAROLE. V. Mutité, Voix.

PAROXYSME, exacerbation
ou redoublement. Diag. 1. Pour
s'assurer de la nature des paroxysmes et de l'ordre que suivra
une maladie, il importe beaucoup
d'observer non-seulement le caractère particulier de celle-ci,
mais encore la saison, les rapports
mutuels des périodes ou des in-

tervalles que ces redoublemens laissent entre eux. On examinera encore bien attentivement si ces exacerbations ont lieu tous les jours, ou de deux jours l'un, ou après un intervalle plus long. j, 12.

2. La nuit qui précède le paroxysme qui a lieu à l'époque d'une crise, est ordinairement bien pénible ; mais celle qui le suit est supportable. ij, 13.

PRONOST. *Mauv. sign.* 3. Dans les fièvres aiguës (même dans les intermitentes), si le paroxysme (ou l'accès) recommence le lendemain à l'heure où il avait cessé la veille, la terminaison se fait difficilement. iv, 3o.

THÉRAP. 4. Ne donnez pas de nourriture pendant les paroxysmes, car elle serait nuisible ; comportez-vous de même pendant les

accès de fièvre intermittente. j,
11, 19.

PASSION ʜʏsᴛᴇ́ʀɪQᴜᴇ. Voy.
Hʏsᴛᴇ́ʀɪᴇ.

Pᴀssɪᴏɴ ɪʟɪᴀQᴜᴇ. Dɪᴀɢɴᴏsᴛɪᴄ.
1. L'automne produit cette maladie. iij, 22.

Pʀᴏɴᴏsᴛ. *Mauv. sign.* 2. Dans
l'*iléus*, le vomissement, le hoquet,
les spasmes ou le délire sont mauvais. vij, 10.

Sign. mort. 3. Si le *volvulus* se
joint à la strangurie, le malade
meurt en sept jours, à moins que
la fièvre ne survienne, avec une
copieuse évacuation d'urines. vj,
44.

PAUPIÈRE. Pʀᴏɴᴏs. *Mauv.
signe.* 1. La paupière entr'ou-
verte est un mauvais signe dans
les maladies aiguës, lorsque ce

n'est pas l'effet d'un purgatif, ou que le malade n'a pas coutume de dormir ainsi. v, 52.

Sign. mort. 2. Le dérangement spasmodique des paupières annonce une mort prochaine dans une maladie aiguë. iv, 49.

Voyez OPHTALMIE.

PEAU. DIAGNOST. 1. La peau des hommes est plus raréfiée que celle des femmes ; le poil en est la preuve. v, 69.

PRONOSTIC. *Mauv. sign.* 2. La lividité de la peau est mauvaise dans les maladies des os. vij, 2.

Sign. mort. 3. Ceux qui ont la peau tendue, aride et dure, meurent sans suer : Ceux, au contraire, qui l'ont lâche et poreuse, meurent avec des sueurs. v, 71.

THÉRAP. 4. Le froid produit

des taches livides sur la peau; il la noircit. v, 17, 20.

5. L'eau chaude donne de la souplesse à la peau. v, 22.

Voyez Couleur.

PÉRINÉE. Diag. 1. La douleur du périnée avec hématurie et strangurie, désigne une affection de la vessie et des parties adjacentes. iv, 80.

PÉRIPNEUMONIE. Diagn. *Caus.* 1. L'hiver donne lieu à la péripneumonie. iij, 23.

2. La phlegmasie pulmonaire aiguë est une des maladies particulières au moyen âge. iij, 30.

Pronostic. *Mauv. sign.* 3. La diarrhée est à craindre dans une péripneumonie (déjà avancée). vj, 16.

4. La péripneumonie est dan

gereuse, lorsqu'elle se joint à la pleurésie. vij, 11.

5. La phrénésie qui survient à la péripneumonie est de mauvais présage. vij, 12.

PHLÉBOTOMIE. Voy. SAIGNÉE.

PHLEGMASIE. V. INFLAMMATION.

PHRÉNÉSIE. DIAGN. *Caus.*

1. Dans le moyen âge, on est sujet à la phrénésie. iij, 3o.

PRONOST. *Mauvais sign.* 2. La phrénésie qui se joint à la péripneumonie est de mauvais augure. vij, 12.

3. Celle qui survient à l'âge de quarante ans est le plus souvent incurable. viij, 1.

4. Cette maladie est dangereuse, lorsqu'on y observe des urines

blanches, délayées et transparentes. iv, 72.

Voyez DÉLIRE, MANIE.

PHTHISIE. DIAGN. *Causes.*

1. En hiver, après un automne pluvieux et austral, précédé d'un été sec et boréal, on voit quelques phthisies. iij, 13.

2. Les constitutions sèches produisent cette maladie. iij, 16.

3. La température de l'automne engendre des phthisies. iij, 22.

4. Dans la jeunesse, on est sujet à cette maladie. iij, 29.

5. Elle a lieu principalement depuis l'âge de dix-huit à trente-cinq ans. v, 9.

6. Ceux qui ont une suppuration (interne), ensuite d'une pleurésie, et qui ne sont pas débarrassés de la matière purulente dans les quarante jours qui suivent la

rupture de l'abcès, deviennent phthisiques. v, 15.

7. La guérison totale des hémorroïdes permanentes peut occasionner la phthisie. vj, 12.

8. Le crachement de pus est suivi de phthisie. vij, 16.

9. Le vomissement de sang est ordinairement suivi de phthisie et d'expectoration purulente. vij, 78.

PRONOST. *Mauv. sign.* 10. Les phthisiques se trouvent mal de l'automne. iij, 10.

11. Les symptômes de la phthisie sont violens et même mortels chez les sujets qui y sont naturellement disposés. Cette maladie est fort dangereuse, lorsqu'elle survient dans une saison propre à l'aggraver ; comme par exemple, l'été pour la fièvre ardente, l'hiver pour l'hydropisie : car les

efforts de la nature sont alors très-puissans *; et c'est la rate surtout qui doit plus redouter les effets de cette contrariété. viij, 8.

* C'est-à-dire que si la température de la saison est contraire à la maladie, elle rend celle-ci plus grave. Cette verite peut aussi s'appliquer aux autres affections.

Sign. mort. 12. Jetez sur des charbons allumés les crachats d'un phthisique dont les cheveux tombent ; s'ils exhalent une odeur désagréable, concluëz que le malade a peu de temps à vivre. v, 11, 12.

13. La diarrhée est funeste dans la phthisie. v, 14.

14. Dans cette maladie, le flux de ventre et la suppression des crachats annoncent la mort. vij, 16.

THÉRAP. 15. Le lait convient aux phthisiques dont la fièvre est modérée. v, 64.

16. On peut purger les phthisiques (avec précaution), mais non par les voies supérieures. v, 8.

PISSEMENT DE SANG. Voy. REINS, n° 5; VESSIE, n°s 2, 6, 7.

PITUITE. DIAGNOST. 1. Les déjections écumeuses qui ont lieu dans les diarrhées, sont occasionnées par les catarrhes pituiteux de la tête. vij, 30.

Depuis qu'on a découvert les fonctions des membranes muqueuses, peut-on admettre la théorie de cet aphorisme?

PRONOSTIC. *Bon sign.* 2. Lorsqu'il se forme une congestion d'humeurs pituiteuses entre le diaphragme et l'estomac, qui excite de la douleur, et que ces humeurs ne sont évacuées ni par le haut ni par le bas; mais absorbées par les vaisseaux des voies urinaires, le malade guérit. vij, 54.

PLACENTA. Thérap. **Pour** favoriser la chute de l'arrière-faix, employez un sternutatoire, faites ensuite fermer la bouche et serrer le nez. v, 49.

Ce conseil n'est sûrement pas d'Hippocrate.

PLAIE. Pronost. *Bon sign.* 1. La tuméfaction des bords d'une plaie éloigne les spasmes et le délire. v, 65.

Mauv. sign. 2. Les grandes et graves blessures dont les bords ne sont pas enflammés, sont dangereuses. v, 66.

3. Un os, un cartilage, un nerf, la partie mince de la joue, ou le prépuce, une fois coupés, ne sont

susceptibles ni d'accroissement ni de réunion. vj, 19.

Cet aphorisme est-il vrai dans toutes ses parties? Hippocrate en est-il l'auteur? on peut en douter.

4. La stupeur ou le délire qui surviennent aux blessures de la tête sont redoutables. vij, 14.

5. On doit craindre les hémorragies des plaies, lorsqu'elles sont précédées de fortes pulsations des artères. vij, 21.

Sign. mort. 6. Les sujets exténués par suite de blessures, qui rendent par le haut ou par les selles, de l'atrabile ou des matières semblables à du sang noir, meurent le lendemain. iv, 23.

7. Les blessures suivies de convulsions (tétaniques) sont (souvent) mortelles. v, 2.

8. La coupure au cerveau, au cœur, au diaphragme, à l'esto-

mac, au foie, à un intestin grêle, à la vessie *, est mortelle. vj, 18.

* Au temps du célèbre vieillard grec, on pratiquait déjà la cystotomie; cependant tous les opérés ne mouraient pas.

Voyez ULCÈRE.

PLEURÉSIE. DIAG. *Causes.*

1. La température de l'hiver occasionne des pleurésies. iij, 23.

2. Dans l'âge viril on est sujet à la pleurésie. iij, 30.

PRONOS. 3. Cette maladie dure peu, lorsque l'expectoration s'établit dès les premiers jours; sinon, elle se prolonge. j, 12.

4. La pleurésie dégénérée en empyème est curable, lorsque les matières sont expectorées dans les quarante jours qui suivent la rupture de l'abcès; mais s'il en est autrement, la maladie se change en phthisie. v, 15.

5. Ceux qui ont des éructations acides sont moins sujets à la pleurésie. vj, 33.

Mauv. sign. 6. La diarrhée qui se joint à la pleurésie est mauvaise. vj, 16.

7. Il faut craindre la péripneumonie qui se joint à la pleurésie. vij, 11.

Présag. de suppuration. 8. La pleurésie qui ne se termine pas en quatorze jours par l'expectoration, se convertit en empyème. v, 8.

Voyez CÔTÉ, POITRINE.

PLUIE. Voy. SAISON, n°s 22, 27, 28, 29.

POITRINE. DIGANOST. 1. Le froid, la neige, la glace nuisent à la poitrine, provoquent la toux, le crachement de sang, et produisent des catarrhes. v, 24.

12.

POITRINE (DOULEUR DE). DIAG. *Causes.* 2. Les vents septentrionaux causent des douleurs de poitrine. iij, 5.

3. Les constitutions quotidiennes boréales aggravent les douleurs de poitrine, iij, 17.

4. L'hiver occasionne aussi ces douleurs. iij, 23.

5. Observez si les douleurs de poitrine présentent une grande différence entre elles. vj, 5.

Voyez CÔTÉ.

POURRITURE. Voyez PUTRÉFACTION.

PRÉDICTION ou PRONOSTIC. Voyez MALADIE, n°s 12 à 29. — 41 à 45. — 51 à 53.

PRÉPUCE. DIAGN. Le prépuce coupé n'est susceptible ni de réunion, ni d'accroissement. vj, 19.

PRINTEMPS. Voy. Saison, nᵒˢ 8, 12, 13, 27, 28; Purgation, nᵒ 28; Régime, nᵒˢ 3, 5.

PRURIT. V. Démangeaison.

PUBERTÉ. Voyez Age, nᵒˢ 17, 18, 19, 20.

PURGATION naturelle.

Diagnostic. 1. Observez avec attention la nature des évacuations qui ont lieu par les urines, par les selles, par les pores exhalans, ou par toute autre voie. Si ces fonctions s'éloignent un peu de l'état naturel, le mal est léger; si elles s'en écartent davantage, la maladie est grave; enfin si elles sont tout-à-fait troublées, le malade est en danger. vij, 79.

Pronostic. 2. Les troubles du ventre, et les vomissémens spontanés qui évacuent ce qui nuit, sont utiles et supportables; dans le cas contraire, ils sont funestes. Il en est de même de l'évacuation des vaisseaux; elle est avantageuse, le corps la supporte facilement, lorsqu elle enlève ce qui doit être évacué; sinon, elle est nuisible. j, 2.

3. Dans les fièvres continues, les matières livides, sanguinolentes, fétides, bilieuses, rejetées par l'expectoration, sont de mauvais présage; mais on doit bien augurer de celles qui sont convenablement évacuées par cette voie. Celles qu'on rend par les selles ou par les urines, sont également bonnes. Si pourtant les matières qui doivent être évacuées, ne le sont pas par ces mêmes voies, c'est un mauvais signe. iv, 47. — vij, 69.

Voyez CRACHAT, CRACHE-

MENT, DIARRHEE, HÉMORRAGIE, SUEURS, URINES, VOMISSEMENT.

PURGATION ARTIFICIELLE. *Indications générales.* 4. Observez, avant d'évacuer, si cela convient ou non, par rapport au climat, à la saison, à l'âge du malade et à la maladie. j, 2.

5. Evacuez les matières par les lieux que la nature a choisis, pourvu qu'ils conviennent. j, 21.

6. Ce n'est point par leur quantité qu'il faut juger les matières évacuées, mais bien par leur qualité et par la facilité avec laquelle les malades supportent l'évacuation. j, 23.

7. On peut (au besoin) purger jusqu'à la défaillance, lorsque le malade peut le supporter. *Ibid.*

8. Humectez les corps avant de les purger. ij, 9.

9. Purgez dans les cas où une

évacuation spontanée est nécessaire : réprimez au contraire toute évacuation inutile. iv, 2.

10. Une potion d'ellébore exige du mouvement, non du repos ni du sommeil. iv, 14.

11. L'exercice favorise l'action de l'ellébore ; le repos et le sommeil en modèrent l'action. iv, 15.

12. Un purgatif a produit son effet, lorsque la soif survient. iv, 19.

Quels sujets. 13. Les femmes grosses peuvent être purgées du quatrième au septième mois ; lorsqu'il y a orgasme, mais moins à cette première époque ; car il faut ménager le jeune fœtus comme celui qui doit naître bientôt. iv, 1. — v, 29.

14. Purgez par les voies inférieures, non en été, les sujets mé-

diocrement charnus, et ceux qui vomissent difficilement. iv, 7.

15. On purgera fortement par le bas les mélancoliques ; on se conduira par les mêmes principes, toutes les fois que les humeurs prendront une autre direction. iv, 9.

En quels cas. 16. Une réplétion excessive est préjudiciable à ceux qui exercent des mouvemens pénibles et habituels. Ne pouvant rester dans le même état, ni devenir meilleure, elle doit nécessairement s'altérer. Il faut donc la détruire promptement (par les évacuans), afin de renouveler les fonctions nutritives. Cependant une évacuation trop forte serait pernicieuse ; on doit, avant de la procurer, être bien assuré si elle convient au malade. Les évacuations immodérées sont funestes,

mais une nourriture portée jusqu'à
l'excès l'est également. j, 3.

17. Il faut purger les matières
et les mettre en mouvement après
leur coction, mais non celles qui
sont encore crues, ni au commencement, à moins qu'elles ne soient
trop copieuses, ce qui arrive rarement. j, 22.

18. Après une maladie, si les
forces ne se réparent pas, quoi-
que avec bon appétit, c'est que le
convalescent prend trop d'alimens. Si cela arrive par défaut
d'appétit, il convient de purger.
ij, 8.

19. Donnez des purgatifs dans
les maladies causées par la réplétion. ij, 22.

20. Evacuez dans les premiers
jours seulement, ceux qui en ont
besoin; car il ne faut pas le faire

lorsque la maladie a atteint son état de vigueur. ij, 29.

Scomphus d'OEniade fut purgé au septième jour d'une pleurésie. Il mourut le même jour dans le delire. *Épid. liv. 5, sect.* 1.

21. Purgez dans les maladies très-aiguës, le jour même où il paraîtra une grande quantité d'humeurs en mouvement ; car le moindre retard serait fort préjudiciable dans cette circonstance. iv, 10.

22. Lorsque les douleurs se font sentir au-dessus du diaphragme, on fera vomir (ceux qui auront besoin d'être purgés); si au contraire, elles sont situées au-dessous, on purgera par le bas. iv, 18.

23. Celui qui, étant sans fièvre, éprouve une pesanteur dans les genoux, avec douleur au ventre

et aux lombes, a besoin d'être purgé par le bas. iv, 20.

24. Le sang menstruel décoloré, qui ne coule pas régulièrement, indique le besoin de purger. v, 36.

25. Des sueurs abondantes et continuelles, chaudes ou froides, dénotent un excès d'humidité qu'il faut réprimer par des vomitifs chez les sujets vigoureux, et par des évacuations alvines chez ceux qui sont faibles. vij, 61.

26. Les matières fécales qu'on a laissées sans mouvement, déposant comme des raclures de chair, prouvent la nécessité de purger par les voies inférieures. vij, 67.

En quelle saison? 27. En été, faites vomir; en hiver, purgez par le bas. iv, 4.

28. C'est surtout au printemps qu'il faut purger ou saigner, par

précaution, ceux à qui les évacuations sont nécessaires. j, 47.

Contre-indications générales.
29. Employez rarement les purgatifs dans les maladies aiguës,
même dans les commencemens ;
leur usage exige la plus grande
circonspection. j, 24.

30. Avant la canicule, et pendant sa durée (juillet et août), les
purgations sont pénibles. iv, 5.

31. Il ne faut pas purger en été
les sujets d'un embonpoint médiocre, qui vomissent difficilement.
iv, 7.

*Contre-indications particulières
à l'état de santé.* 32. Les personnes
qui se portent bien sont promptement affaiblies par les purgatifs,
de même que quand elles font
usage de mauvais alimens. ij, 36.

33. Dans l'état de santé, on est
difficile à purger. ij, 37.

34. L'ellébore est dangereux quand on se porte bien ; car il donne des convulsions. iv, 16.

Contre-indications particulières à l'état de maladie. 35. Ne purgez pas dans le temps des crises, ni (immédiatement) après. Laissez agir la nature. j, 20.

36. Dans toutes les maladies, il est dangereux de purger par le bas les personnes qui ont les régions ombilicales et hypogastriques dans un état de maigreur et de consomption. ij, 35.

Purgation utile. 37. On supporte facilement l'effet d'une purgation employée à propos. j, 25.

38. Il est utile de ne purger que les matières qui doivent être évacuées. Les malades supportent facilement cette purgation. iv, 3.

39. Les purgatifs sont utiles dans les douleurs des yeux. vj, 31.

Purgation nuisible. 40. On supporte avec peine l'action d'un purgatif dont on n'a pas besoin. j, 25.

41. Il est dangereux de purger rapidement, et de mouvoir avec violence. ij, 51

42. La purgation des matières qui ne doivent pas être évacuées, est nuisible; on la supporte difficilement. iv, 3.

43. L'ellébore blanc donne des spasmes souvent mortels. vj, 1.

44. La convulsion et le hoquet causés par superpurgation sont de mauvais présage. v, 4.

45. Une évacuation peut produire la convulsion et le hoquet. vj, 39.

46. Le hoquet est redoutable pour les vieillards qui ont pris un purgatif trop fort. vij, 41.

PUS. Diagnost. *Cause.* 1. Le

sang qui se répand dans une cavité quelconque, se convertit infailliblement en pus. vj, 20.

2. Les matières catarrhales qui se réunissent dans la poitrine, se tournent en pus dans l'espace de vingt jours. vij, 38.

Sign. précurs. 3. L'hémoptysie précède l'expectoration purulente. vij, 78.

Sign. prés. 4. Pendant la formation du pus, la fièvre et la douleur sont plus vives que lorsqu'il est formé. ij, 47.

5. Lorsqu'un foyer purulent existe à l'intérieur, l'épaisseur de la partie contenante et la consistance du pus empêchent de le reconnaître. vj, 41.

Pron. *Bons sign.* 6. Les mucosités purulentes évacuées par les narines, font cesser les douleurs de la tête et des parties voisines. vj, 10.

7. Lorsqu'après l'opération de l'empyème, par le fer ou par le feu, le pus sort pur et blanc, le malade guérit. vij, 44.

8. Dans la suppuration du foie, après la cautérisation de l'abcès, si le pus s'écoule blanc et pur, le malade est sauvé. vij, 45.

Voyez TUBERCULE, n° 5.

Mauv. sign. 9. Toute suppuration qui succède à de longues douleurs de l'abdomen, est de mauvais présage. vij, 22.

10. La suppuration de l'érysipèle est redoutable. vij, 20.

11. Les crachats purulens qui suivent l'hémoptysie sont mauvais. vij, 15.

Sign. mort. 12. Dans la phthisie avec dégénération d'humeurs, la suppression du crachement de pus est funeste. vij, 16.

13. Les matières sanguinolen-

tes, boueuses et fétides qui dé-
coulent d'une plaie faite par l'opération de l'empyème, présagent
la mort. vij, 44.

14. L'abcès cautérisé du foie est
mortel, lorsque le pus évacué ressemble à du marc d'huile. vij, 45.

Présag. d'autres malad. 15. La
suppuration de l'utérus incliné vers
l'ischion, est suivie d'ulcère fistu-
leux. v, 47.

16. La prostration des forces, le
vomissement et la défaillance suivent de près la rupture d'un abcès
interne. vij, 8.

17. Le crachement de pus est
suivi de phthisie colliquative. vij,
16.

18. Le sphacèle d'un os est suivi
d'exfoliation. vij, 77.

19. A l'expectoration purulente
succèdent la diarrhée et la suppression des crachats. vij, 78.

THÉRAP. 20. La chaleur favorise la suppuration, le froid la supprime. v, 20, 22.

21. Si vous pratiquez l'opération de l'empyème, par le fer ou par le feu, ne laissez pas sortir subitement tout le pus. vj, 27.

PUSTULE. DIAGNOS. 1. Les pustules ulcéreuses (gales) règnent au printemps. iij, 20.

2. Les larges pustules (dartres) sont rarement accompagnées de demangeaisons. vj, 9.

-PUTRÉFACTION. DIAGNOS. *Causes.* 1. Les constitutions pluvieuses occasionnent la putréfaction. iij, 16.

2. Les pourritures des parties sexuelles s'observent en été. iij, 21.

3. Le froid fait tomber en gan-

grène les parties enflammées depuis long-temps. v, 22.

4. Tout ulcère d'un an et plus pourrit infailliblement l'os qui est dessous. vj, 45.

5. L'épiploon sorti du ventre tombe en gangrène. vj, 58.

6. La carie d'un os est produite par la gangrène des chairs qui le recouvrent. vij, 77.

PRONOSTIC. *Mauv. sign.* 7. La pourriture érysipélateuse est mauvaise. vij, 20.

Sign. mort. 8. Ceux qui ont le cerveau sphacélé périssent en trois jours ; passé ce terme, ils guérissent. vij, 50.

Voy. la note du mot SPHACÈLE.

R

RAFRAICHISSANS. THÉR**.**
On emploie les rafraîchissans et
les astringens dans le traitement
du vomissement de sang accompagné de fièvre. vij, 37.

RAPPORT. V. ÉRUCTATION**.**

RATE. DIAGNOS**.** *Caus.* 1. Les
engorgemens de la rate se forment
en automne. iij, 22.

2. La contrariété des saisons
aggrave les maladies de la rate.
viij, 8.

P**RONOSTIC.** *Bon signe.* 3. Une
dyssenterie (de courte durée) est
utile dans les affections de la rate.
v, 48.

Sign. mort. 4. La dyssenterie
qui dure long-temps, dans les

maladies de ce viscère, est suivie d'hydropisie, de lienterie et de la mort. vj, 43.

RÉCIDIVE. Diagnost. *Caus.* 1. Les crises qui ne font pas cesser les maladies, sont suivies de récidive. ij, 12.

2. Les fièvres qui ne se terminent pas aux jours critiques, sont sujettes à récidive. iv, 61.

RECTUM. Voyez Intestin, n° 3.

REDOUBLEMENT. Voyez. Paroxysme.

REFROIDISSEMENT. Voy. Froid, n° 8 et suiv.

RÉGIME dans l'état de santé.

Préceptes généraux. 1. Un ré-

gime strict trop régulier est nuisible à la santé, parce que ceux
qui vivent ainsi supportent plus
difficilement le moindre excès. Il
est donc plus dangereux de suivre
(constamment) un pareil régime,
que de prendre quelquefois une
nourriture un peu trop copieuse.
j, 5.

2. Les vieillards supportent facilement le manque de nourriture;
les sujets du moyen âge le souffrent
moins ; les adolescens ne peuvent
l'endurer, encore moins les enfans, ceux surtout qui sont les plus
vifs. j, 13.

3. En hiver et au printemps, la
chaleur naturelle est augmentée;
on dort plus long-temps. Il faut
donc prendre des alimens plus copieux, dans ces deux saisons. En
effet, les forces digestives étant
plus grandes, on a besoin de plus

de nourriture. Les jeunes gens et les athlètes nous en fournissent la preuve. j, 15.

4. Quelques personnes ont besoin de prendre des alimens une ou deux fois par jour; d'autres une plus ou moins grande quantité; d'autres par petites portions : ce à quoi il faut faire attention. On doit accorder quelque chose à l'habitude, à la saison, au climat et à l'âge. j, 17.

5. On digère difficilement en été et en automne, facilement au printemps, et encore plus en hiver. j, 18.

6. La faim, la satiété et toute autre chose, poussées à l'excès, ne peuvent être avantageuses. ij, 4.

7. Les alimens liquides sont plus nourrissans que les solides. ij, 11.

8. L'excès de nourriture pro-

duit une maladie, la guérison en
est la preuve. ij, 17.

9. Les alimens bien nourrissans
qui digèrent facilement favorisent
les excrétions. ij, 18.

10. Les personnes qui, se portant bien, font usage d'alimens
malsains, perdent bientôt leurs
forces. ij, 36.

11. Les alimens et les boissons
les moins propres à la santé, lors-
quils plaisent, sont préférables à
de plus salubres, pour lesquels on
a de la répugnance. ij, 38.

RÉGIME DES JEUNES GENS.
12. Pendant l'accroissement, on
a beaucoup de chaleur naturelle ;
il faut donc faire usage d'une plus
grande quantité d'alimens, sans
quoi l'on serait bientôt exténué.
j, 14.

RÉGIME DES VIEILLARDS.
13. Dans la vieillesse, la chaleur

est modérée ; c'est pourquoi on a
besoin de peu de nourriture ; une
grande quantité d'alimens étein-
drait cette chaleur. *Ibid.*

RÉGIME DES MALADES. 14. Un
régime trop sévère est toujours
nuisible dans les maladies chroniques, de même que dans les aiguës, où il ne convient pas. La
diète portée au suprême degré est
aussi mauvaise qu'une trop grande
quantité d'alimens. j, 4.

15. Les malades souffrent davantage d'un régime débilitant ;
car il est moins dangereux de
prendre un peu trop de nourriture
que de n'en pas prendre assez.
j, 5.

16. Les maladies les plus aiguës
présentent promptement les symptômes les plus graves. Le régime
le plus doux et le plus exact est
alors nécessaire : dans le cas con-

traire, on peut accorder un peu plus d'alimens, à mesure que la maladie s'éloigne de son extrême degré de gravité. j, 7.

17. Il faut prescrire la nourriture la plus légère, tant qu'une maladie est dans son état de vigueur. j, 8.

18. Observez bien si le malade pourra supporter une diète sévère jusqu'à l'état de vigueur de la maladie, ou s'il ne périra pas avant cette époque, pour n'être pas nourri suffisamment, ou si la maladie diminuera et cessera la première. j, 9.

19. Dans les maladies qui parviennent rapidement à leur état de vigueur, il faut employer une nourriture légère. Lorsqu'au contraire, cet état se manifeste tard, on retranchera les alimens un peu avant et pendant cette époque;

mais auparavant, on doit prescrire un régime propre à entretenir les forces. j, 10.

20. Dans les redoublemens, il faut interdire la nourriture, car elle serait nuisible. Lorsque ces paroxysmes sont périodiques, c'est à l'approche de leur retour qu'il faut prescrire l'abstinence. j, 11.

21. Une nourriture humide convient à ceux qui ont la fièvre, surtout aux enfans et autres personnes accoutumées à un régime semblable. j, 16.

22. Dans les fièvres dont les accès reparaissent par périodes régulières (les intermittentes), il ne faut point forcer les malades à prendre des alimens. Retranchez aussi toute nourriture avant les crises. j, 19.

23. Il est dangereux de restaurer beaucoup et promptement. ij, 51.

24. Les sueurs copieuses qui suivent le sommeil, sans cause manifeste, désignent que le malade prend trop d'alimens. iv, 41.

25. L'excès de nourriture produit ordinairement des tumeurs ou des douleurs aux articulations, chez ceux qui ont une fièvre prolongée. iv, 44, 45.

26. Plus vous nourrirez un corps cacochyme, plus vous aggraverez son état. ij, 10. — vij, 67.

RÉGIME DES CONVALESCENS.

27. Restaurez lentement ceux qui ont maigri peu à peu ; fortifiez au contraire promptement ceux qui se sont affaiblis en peu de temps. ij, 7.

28. Si les forces d'un convalescent ne se réparent pas, quoiqu'il ait bon appétit, concluez qu'il prend trop d'alimens. ij, 8.

29. Les convalescens qui man-

gent bien, et dont le corps ne profite pas, sont dans un mauvais état. ij, 31.

30. La plupart des malades qui prennent beaucoup d'alimens dans le commencement de leur convalescence, sans reprendre des forces, finissent par en être dégoûtés. Ceux au contraire qui ont du dégoût, et qui reprennent ensuite de l'appétit, se rétablissent plus promptement. ij, 32.

31. Si vous donnez des alimens pendant la convalescence d'une fièvre, vous rétablirez les forces ; mais si vous les donnez avant, vous augmenterez la faiblesse. vij, 65.

RÈGLES. Voyez MENSTRUES.

REINS. DIAGNOSTIC. *Causes.*
1. Le calcul est une maladie commune dans l'enfance. iij, 26.

2. Les vieillards sont sujets aux douleurs des reins. iij, 31.

Sign. présens. 3. Celui qui rend du sang ou du pus par les voies urinaires, a les reins ulcérés. iv, 75.

4. Les globules charnus et les filamens contenus dans les urines épaisses, viennent des reins. iv, 76.

5. Ceux qui pissent accidentellement du sang, ont une veine rompue dans les reins. iv, 78.

6. Les bulles qui se maintiennent à la surface des urines, indiquent une maladie chronique des reins. vij, 34.

7. La matière grasse et épaisse qui se tient sur les urines, dénote une affection aiguë des reins. vij, 35.

PRONOSTIC. *Bon signe.* 8. Les hémorroïdes sont avantageuses dans les affections néphrétiques. vj, 11.

Mauvais sign. 7. Les maladies des reins se guérissent difficilement dans la vieillesse. vj, 6.

Présag. d'autr. malad. 10. La suppuration des reins est suivie de strangurie. v, 58.

11. Si l'urine des néphrétiques présente à sa surface des matières grasses et épaisses, si ces malades éprouvent des douleurs superficielles aux muscles de l'épine, il se formera un abcès à l'extérieur; mais si ces douleurs sont profondes, l'abcès aura lieu intérieurement. vij, 35, 36.

RELACHEMENT. Diagnos. *Caus.* Les vents du midi relâchent et humectent le corps. iij, 17.

REMÈDE. Thérapeut. Dans

les fortes maladies, il faut employer de puissans moyens curatifs. j, 6.

C'est-à-dire, bien observer la nature, la laisser agir, ou l'aider quand il est nécessaire.

RÉMISSION. Ne vous fiez pas aux soulagemens que les malades éprouvent sans cause évidente. ij, 27.

REPAS. Voyez Régime.

RÉPLÉTION. Diagn. 1. Les réplétions excessives sont bien pénibles. j, 4.

Pronost. *Mauv. sign.* 2. La meilleure santé jointe à une plénitude excessive, est dangereuse pour ceux qui sont habituellement employés à des travaux pénibles, et qui se gorgent d'alimens. j, 3.

3. La satiété poussée à l'excès est nuisible. ij, 4.

Présag. d'autre malad. 4. Les convulsions, même le hoquet, peuvent survenir à la réplétion. vj, 39.

THÉRAP. 5. Une réplétion est procurée plus facilement par les boissons (nourrissantes), que par des alimens solides. ij, 11.

6. Les maladies causées par réplétion se guérissent par des évacuans. ij, 22.

7. La réplétion fait cesser les maux qui procèdent d'évacuations excessives. ij, 22.

8. Il est dangereux de remplir beaucoup et promptement. ij, 51.

REPOS. THÉRAP. 1. Le repos fait cesser les lassitudes qui résultent d'un excès de mouvement. ij, 48.

2. Il faut se reposer avant de

prendre l'ellébore (ou tout autre purgatif drastique). iv, 13.

3. Le repos et le sommeil contrarient les effets de l'ellébore. iv, 15.

RESPIRATION. Diag. *Caus.*

1. L'automne produit l'asthme. iij, 22.

2. Les enfans et les hommes faits sont sujets à cette maladie. iij, 26, 30.

3. Les vieillards en sont plus fortement atteints. iij, 31.

Pronostic. *Mauv. sign.* 4. La respiration entrecoupée est mauvaise dans les fièvres, car elle indique des spasmes. iv, 68.

5. Une respiration plaintive est de mauvais augure dans les fièvres aiguës. vj, 54.

Sign. mort. 6. La difficulté de respirer, accompagnée de délire,

est mortelle dans la fièvre continue. iv, 5o.

La femme de Déalcès, qui expira le vingt-
unième jour d'une fièvre ataxique, se trouva dans cet état pendant tout le cours de
sa maladie. *Epid. liv.* 3 , *sect.* 3, *quinzième
malade.*

7. Ceux qui, avant la puberté,
deviennent bossus, pour cause de
difficulté de respirer, ont peu de
temps à vivre. vj, 46.

8. Dans l'état de santé, une
respiration stertoreuse qui prend
subitement, avec douleur de tête
et perte de la parole, fait mourir
en sept jours, à moins que la fièvre
ne survienne. vj, 5i.

RESTAURATION. V. Ré-
GIME des convalescens.

RIGIDITÉ. Voyez FRISSON
SPASMODIQUE.

S

SAIGNÉE. Thérap. 1. Avant de prescrire la saignée, il faut considérer si le climat, la saison, l'âge du malade, et le caractère de la maladie permettent d'y avoir recours. j, 2.

Bons effets. 2. L'ouverture de la veine frontale est avantageuse dans les cas de douleurs postérieures de la tête. v, 68.

3. La saignée fait cesser les douleurs qui se portent du dos au coude. vj, 22.

4. La douleur des yeux cède à l'usage de la saignée. vj, 31.

5. Cette opération guérit la strangurie et la dysurie ; mais il faut ouvrir les veines internes (du pied). vj, 36.—vij, 48.

6. La saignée (de précaution)

doit être pratiquée au printemps sur ceux qui en ont besoin. vj, 47. — vij, 53.

Mauv. effets. La saignée peut produire l'avortement, surtout lorsque la grossesse est avancée. v, 31.

SAISON. 1. Il faut considérer la saison, dans le traitement des maladies. j., 2.

2. La saison indique la caractère des maladies. j, 12.

3. Les renouvellemens des saisons produisent principalement des maladies ; les grands changemens du chaud au froid, et les autres variations atmosphériques de chaque saison en produisent aussi. iij, 1.

4. Il est des tempéramens qui se trouvent bien de l'été ; d'autres se trouvent mieux de l'hiver. iij, 2.

5. Les maladies sont plus ou moins légères ou graves dans certaines saisons que dans d'autres. Il en est de même des âges, par rapport aux saisons, au climat et à la manière de vivre. iij, 3.

6. Dans toute saison où il fait tantôt chaud tantôt froid en un même jour, il faut s'attendre à des maladies qui auront le caractère de celles d'automne. iij, 4.

7. Dans les saisons constantes et régulières, les maladies ont une marche exacte, les crises en sont faciles *. Le contraire arrive par rapport aux maladies, lorsque les saisons sont mal constituées. iij, 8.

* Voyez à l'article MALADIE, la note du n° 14.

8. Les saisons produisent des effets différens selon l'âge de chaque individu. Les enfans et ceux qui touchent encore à l'enfance se trouvent bien et jouissent de la

14.

meilleure santé pendant le printemps et dans les commencemens de l'été. Les vieillards éprouvent le même avantage pendant l'été et à l'entrée de l'automne. Mais les personnes qui sont entre ces deux âges supportent mieux le reste de l'automne et le froid de l'hiver suivant. iij, 18.

9. Les maladies peuvent avoir lieu dans toutes saisons; mais les unes sont plus nombreuses, d'autres plus graves dans une saison que dans une autre. iij, 19.

Saison (maladies particulières a chaque).

10. En *hiver*, il règne des pleurésies, des péripneumonies, des léthargies, des enchifrenemens, des enrouemens, des toux; des douleurs de poitrine, de côté et des lombes; des maux de tête,

des vertiges et des apoplexies. iij,
23.

11. Les hydropiques sont con-
trariés par la température de cette
saison. viij, 8.

12. Le *printemps* est très-sa-
lubre ; il ne produit pas de maladies mortelles. iij, 9.

13. Les maladies particulières
à cette saison sont la manie , la
mélancolie, l'épilepsie, les hémorragies, l'esquinancie , le coryza,
l'enrouement, la toux, plusieurs
espèces de gale, des dartres, différens exanthèmes , des dépôts
phlegmoneux , et des affections
goutteuses. iij, 20.

14. L'*été* donne lieu à quelques-
unes des maladies du printemps.
Il produit de plus des fièvres continues et des ardentes ; des intermittentes tierces en grande quantité, et des quartes ; des vomisse-

mens, des flux de ventre, des otalgies, des ophtalmies, des ulcérations de la bouche, des pourritures aux génitoires, et des échauboulures. iij, 21.

15. Lorsque l'été est constitué comme le printemps, on doit s'attendre à beaucoup de sueurs dans les fièvres. iij, 6.

16. En *automne*, on voit un grand nombre des maladies d'été, mais surtout des fièvres quartes, des erratiques, des affections de la rate, des hydropisies, des phthisies, des stranguries, des lienteries, des dyssenteries, des sciatiques, des esquinancies, des asthmes, des volvulus, des épilepsies, des manies et des mélancolies. iij, 22.

17. Cette saison produit des maladies aiguës tout-à-fait mortelles. iij, 9.

18. Elle porte grand préjudice aux phthisiques. iij, 10.

Constitution sèche. 19. Dans les températures sèches, les fièvres deviennent aiguës, et si la plus grande partie de l'année ressemble à la constitution qui a dominé, on peut s'attendre à des maladies semblables à celles qui règnent ordinairement dans une telle constitution. iij, 7.

20. Les constitutions sèches, sont en général plus salubres que les pluvieuses, elles produisent moins de maladies mortelles. iij, 15.

21. Les maladies qui règnent dans les constitutions sèches sont pour l'ordinaire des phthisies, des ophtalmies, des accès de goutte, des stranguries, des dyssenteries. iij, 16.

Constitution pluvieuse. 22. Les

maladies dominantes dans les constitutions pluvieuses sont communément des fièvres qui passent le
quatorzième jour, des diarrhées,
des ulcères putrides, de fréquens
accès d'épilepsie, des apoplexies
et des angines. iij, 16.

Constitution boréale. 23. Si
l'atmosphère est desséchée par les
vents du nord, il règne des toux,
des maux de gorge, des constipa-
tions, des dysuries, des frissons,
des douleurs au côte et dans la
poitrine. iij, 5.

24. Les constitutions quotidiennes boréales, resserrent et forti-
fient la fibre, donnent de l'agilité;
elles animent les couleurs de la
peau; elles rendent l'ouïe plus fine;
dessèchent le ventre, irritent les
yeux, et aggravent les douleurs de
poitrine déjà existantes. iij, 17.

Constitution australe. 25. Les

vents du midi rendent l'ouïe dure, la vue trouble, la tête lourde, le corps faible et languissant. iij, 5.

26. Les constitutions journalières australes affaiblissent et humectent le corps, émoussent l'ouïe, appesantissent la tête, obscurcissent la vue, gênent les mouvemens (des muscles), et relâchent le ventre. iij, 17.

Diverses constitutions successives. 27. Si un hiver sec et boréal précède un printemps pluvieux et austral, on doit s'attendre à voir, en été, des fièvres aiguës, des ophtalmies et des dyssenteries, principalement chez les hommes et les femmes d'un tempérament humide. iij, 11.

28. Si l'hiver est austral, pluvieux et doux, suivi d'un printemps boréal, sec et froid, les femmes qui doivent accoucher au

printemps, avorteront probable-
ment. Celles au contraire qui ac-
coucheront à terme, mettront au
monde des enfans faibles et lan-
guissans, qui vivront peu de temps
ou qui seront toujours malades.
Les autres sujets auront des dyssenteries et des ophtalmies sèches.
Les vieillards seront affectés de
catarrhes qui les feront périr bientôt. iij, 12.

29. Lorsqu'un été sec et boréal
est suivi d'un automne pluvieux
et austral, on voit régner, dès
l'entrée de l'hiver, des douleurs
de tête, des toux, des enrouemens, des corysa, et quelques
phthisies. iij, 13.

Conclusion. C'est en se rappelant toutes ces
choses, en les examinant attentivement,
que le médecin pourra prévoir la plupart
des maladies occasionnees par les vicissitudes
des saisons.

SANG. Diagnost. 1. Le sang extravasé et rassemblé dans une cavité quelconque se putréfie nécessairement. vj, 20.

2. Le pissement de sang indique la rupture d'un vaisseau des reins, ou un ulcère à la vessie. iv, 75, 78, 81.

3. Dans la strangurie, une évacuation de sang pur et de caillots, avec douleurs au ventre et au périnée, désigne une maladie de la vessie. iv, 80.

Pronost. *Bon sign.* 4. Le sang noir évacué par les selles est d'un bon augure. iv, 25.

Voyez Hémoptysie, Hémorragie, Vomissement de sang.

SANTÉ. 1. Un régime strict et trop exact peut altérer la santé, parce que ceux qui l'observent supportent difficilement le moindre excès. j, 5.

2. Dans l'état de santé, les alimens malsains font bientôt perdre les forces. ij, 36.

3. Les purgatifs sont pénibles à ceux qui se portent bien ; ils font tomber dans l'abattement. ij, 36, 37.

4. Les jeunes gens qui ont le ventre libre, jouissent d'une meilleure santé que dans le cas contraire ; mais en vieillissant, ils se portent moins bien, car alors le ventre se dessèche ordinairement. ij, 53.

5. La santé, dans les différens âges, varie selon la saison, le climat et le genre de vie. iij, 3.

6. Les enfans se portent mieux dans le printemps et au commencement de l'été. Les personnes du moyen âge jouissent d'une meil-

leure santé vers le milieu de l'automne et pendant l'hiver. Quant aux vieillards, c'est l'été et la première moitié de l'automne qui les favorisent. iij, 18.

7. Les personnes qui se portent bien ne doivent point prendre d'ellébore; car il donne des spasmes. iv, 16.

Cette sentence est applicable aux autres purgatifs violens.

8. Ceux qui ont les narines sèches, et dont le sperme est d'une consistance moyenne, jouissent d'une bonne santé. Le contraire arrive à ceux qui se portent mal. vj, 2.

SATIÉTÉ. Voyez RÉPLÉTION.

SATYRIASE. Voyez AGE, nᵒ 14 et la note.

SCIATIQUE. DIAGNOS. *Caus.*

1. Cette maladie règne surtout pendant l'automne. iij, 22.

Sign. précurs. 2. Les mamelles deviennent flasques à une femme qui doit avorter; mais si elles reprénnent de la fermeté, la femme peut s'attendre à une sciatique. v, 53.

Pronost. *Mauv. sign.* 3. Dans la sciatique, les luxations et réductions alternatives de la tête du fémur, désignent un amas d'humeurs muqueuses (dans la cavité articulaire). vj, 59.

4. Après une sciatique ancienne, si le fémur vient à se luxer, tout le membre ne reçoit plus de nourriture, et le malade reste boiteux, à moins qu'on ne le cautérise par le feu. vj, 60.

SCROPHULES.
Voyez Écrouelles.

SÉCHERESSE. Voy. Saison, n°s 19, 20, 21, 23 et 24.

SECONDINES. V. Placenta.

SÉDIMENT. Voyez Urine, n° 16 et suiv.

SELLES. Voyez Déjection.

SEMENCE ou Sperme. Diag.
1. Le sperme trop délayé désigne une mauvaise santé. Dans le cas contraire, la santé est robuste. vj, 2.

2. La vertu prolifique du sperme s'éteint dans une matrice froide, épaisse et trop humide. vj, 62.

3. Si l'utérus est trop chaud, la semence s'y altère par défaut de nourriture. *Ibid.*

SIGNE. Dans les maladies aiguës, les signes de guérison ou de mort ne sont pas constamment certains. ij, 19.

SOIF. Diagn. 1. L'effet d'une purgation ne cesse ordinairement que quand la soif survient. iv, 19.

2. Dans les fièvres ardentes, avec toux sèche, fréquente et peu pénible, on a moins soif. iv, 54.

Pronostic. *Bon sign.* 3. Il est bon de dormir, lorsqu'on a bien soif pendant la nuit. v, 27.

Sign. mort. 4. Dans les fièvres continues (aiguës), la soif présage la mort, si les parties externes sont refroidies, tandis que les internes sont brûlantes. iv, 48.

Thérap. 5. Le lait est nuisible à ceux qui ont soif. v, 64.

SOMMEIL. Diagnost. 1. Le sommeil est ordinairement fort long en hiver. j, 15.

Pronostic. *Bons sign.* 2. Tout sommeil qui soulage est toujours de bon augure. ij, 1.

3. Celui qui fait cesser le délire est également bon. ij, 2.

4. Le sommeil modère l'effet des purgatifs. iv, 15.

5. Il apaise la soif. v, 27.

Mauv. sign. 6. Trop dormir et trop veiller sont pareillement dangereux. ij, 3.

7. Dans les fièvres, il faut craindre les frayeurs et les spasmes qui succèdent au sommeil. iv, 67.

Sign. mort. 8. Dans toute maladie, le sommeil avec agitations pénibles, présage la mort. ij, 1.

9. Les paupières entr'ouvertes pendant le sommeil sont un signe funeste, lorsqu'on n'a pas l'habitude de dormir ainsi, et que ce n'est pas l'effet d'un purgatif ou d'une diarrhée. vj, 52.

10. Un sommeil profond, accompagné d'une chaleur ardente, de vertiges, d'aversion pour la lumière, et d'obscurcissement de la vue, est le préambule de la mort. viij, 15.

SOURCIL. Pronostic. *Sign. mort.* Le mouvement convulsif des sourcils joint à d'autres mauvais signes, présage la mort, dans une fièvre aiguë. iv, 49.

SPASME. Voy. Convulsion, Frisson spasmodique, Tétanos.

SPHACÈLE. Voy. Cerveau (sphacèle du).

On doit entendre par sphacèle du cerveau, une phlegmasie très-intense des membranes muqueuses de l'encéphale, suivie de gangrène funeste lorsque la résolution ne se fait pas du troisième au septième jour.

STATURE. Voyez Taille.

STÉRILITÉ des femmes. V. GROSSESSE, nᵒˢ 2, 3, 4.

STÉRILITÉ des hommes. DIAG. (Quatre causes de stérilité existent) de même chez les hommes (Voy. GROSSESSE, nᵒ 2); car, ou c'est la trop grande porosité du corps qui fait évaporer l'esprit (générateur), de manière à empêcher l'émission du sperme ; ou bien l'humidité superflue ne peut s'échapper au dehors, à cause de l'extrême densité (des chairs ou de la liqueur spermatique) ; ou le tempérament froid empêche cet esprit de s'échauffer assez pour s'accumuler dans le lieu convenable : un excès de chaleur peut aussi produire le même effet. v, 63.

Tous les physiologistes reconnaissent l'absurdité de cette sentence attribuée à Hippocrate. C'est pour ne rien omettre du livre des aphorismes, que j'ai classé cet axiome en son lieu.

STRANGULATION. Voyez Suffocation.

STRANGURIE. Diagnostic.

Caus. 1. Les températures sèches produisent des stranguries. iij, 16.

2. Cette maladie règne principalement en automne. iij, 22.

3. Les enfans calculeux urinent goutte à goutte. iij, 26.

4. La strangurie est commune dans la vieillesse. iij, 31.

5. Accompagnée d'un pissement de sang pur et de caillots, de douleur au bas ventre et au périnée, la strangurie indique une affection de la vessie. iv, 80.

6. Les phlegmasies du rectum, de la matrice, et la suppuration des reins sont pour l'ordinaire accompagnées de strangurie. v, 58.

Pronost. *Sign. mort.* 7. Lorsque l'iléus se joint à la strangurie, le malade meurt en sept jours, si la fièvre ne survient avec une grande évacuation d'urines. vj, 44.

THÉRAPEUT. 8. Une boisson de vin pur, et la saignée, font cesser la strangurie ; mais il faut ouvrir les veines (saphènes) internes. vij, 48.

La première prescription de cet aphorisme n'appartient sûrement pas à notre auteur.

STUPEUR. Voyez ENGOURDISSEMENT.

SUEUR. DIAGNOSTIC. 1. Une température d'été, semblable à celle du printemps, donne lieu à beaucoup de sueurs dans les fièvres. iij, 6.

2. Le siége d'une maladie est à l'endroit où paraît la sueur. iv, 38.

PRONOSTIC. 3. Les sueurs annoncent des crises faciles ou pénibles, des maladies courtes ou prolongées. j, 12.

4. Une sueur copieuse, continuelle, si elle est froide, signifie que la maladie sera grave : si elle est chaude, la maladie sera moins pénible. iv, 42.

Bons sign. 5. Dans les fièvres, les sueurs critiques arrivent les troisième, cinquième, septième, neuvième, onzième, quatorzième, dix-septième, vingt-unième, vingt-septième, trente-unième et trente-quatrième jours. iv, 36.

Mauvais sign. 6. Celles qui ne paraissent pas dans ces jours-là, sont mauvaises ; elles désignent un état pénible, une prolongation de maladie ou une récidive. iv, 36.

7. Les sueurs froides, dans une fièvre légère, dénotent que la maladie sera longue. iv, 37.

8. Toute sueur qui ne fait pas

cesser la fièvre est mauvaise. Elle indique une prolongation de maladie, et un excès d'humidité interne. iv, 56.

9. Celle qui précède le frisson est de mauvais présage. vij, 4.

Sign. mort. 10. Dans une fièvre bien aiguë, les sueurs froides sont funestes. iv, 37.

11. Les sueurs qui paraissent aux jours critiques sont dangereuses, lorsqu'elles sont rapides et abondantes : il en est de même de celles qui sortent goutte à goutte du front, comme l'eau qui coule d'une source, si elles sont très-froides et copieuses ; car une sueur semblable ne peut sortir qu'avec violence, très-péniblement, et par une expression de longue durée. viij, 4.

THÉR. 12. Une sueur copieuse qui paraît à la fin du sommeil, sans cause évidente, désigne que le malade prend trop d'alimens; mais si cela a lieu chez celui qui ne prend pas de nourriture, la purgation devient nécessaire. iv, 41.

13. Des sueurs abondantes et continuées, chaudes ou froides, dénotent un excès d'humidité qu'il faut détourner par des vomitifs, chez les sujets vigoureux, et par des évacuations inférieures, chez ceux qui sont faibles. vij, 61.

SUFFOCATION. PRON. *Sign. mortels.* 1. Ceux qui sont suffoqués par submersion (ou par toute autre cause), et qui présentent encore quelques signes de vie, n'en réchappent pas, lorsqu'il leur a paru de l'écume à la bouche. ij, 43.

2. La suffocation qui survient subitement dans les fièvres, sans

tumeur à la gorge, est mortelle. iv, 34.

SUPERPURGATION. Voy. Purgation, n° 39 et suiv.

SUPPURATION. V. Pus.

SURDITÉ. Pronostic. *Bons sign.* 1. La surdité fait cesser les déjections bilieuses ; de même la surdité disparaît lorsque ces déjections surviennent. iv, 28.

2. Une hémorragie nasale ou une diarrhée font cesser la surdité qui paraît dans une fièvre (aiguë). vj, 60.

Sign. mort. 3. La surdité avec obscurcissement de la vue, mouvement convulsif des lèvres, des paupières, des yeux ou du nez, présage une mort prochaine. iv, 49.

SYNCOPE. V. Défaillance.

T

TAILLE. Une taille élevée est agréable ; elle donne un air gracieux aux jeunes gens. Elle est au contraire bien incommode dans l'âge avancé ; une petite taille convient alors beaucoup mieux. ij, 54.

TEMPÉRAMENT. V. Nature.

TÉNESME. Pronost. *Mauv. signe*. Le ténesme qui survient à une femme enceinte, la fait accoucher prématurément. vij, 27.

TERREUR. Diagnos. 1. Les nouveau-nés sont sujets aux terreurs nocturnes. iij, 24.
Pronost. *Mauv. sign.* 2. Dans

les fièvres, les frayeurs qui suivent immédiatement le sommeil sont mauvaises. iv, 67.

TESTICULE. Pronos. *Sign. mortel.* Le refroidissement et la convulsion du testicule droit annoncent la mort. viij, 11.

TÉTANOS. Diagnost. *Caus.* 1. Tout ce qui est froid peut causer le tétanos. v, 17.

2. Le froid qui frappe les ulcères produit le tétanos. v, 20.

3. La tuméfaction des bords d'une plaie postérieure, disparaissant tout-à-coup et spontanément, occasionne cette maladie. v, 65.

Pronostic. *Bon signe.* 4. La fièvre est utile dans le tétanos. iv, 57.

Mauvais signe. 5. Le tétanos

causé par une chaleur brûlante (du corps) est redoutable. vij, 13.

Signe mortel. 6. Ceux qui sont pris du tétanos meurent en quatre jours ; s'ils passent ce terme, ils guérissent. v, 6.

J'en ai vu mourir après le septième jour.

THÉRAPEUT. 7. Dans le tétanos sans ulcères, une grande quantité d'eau froide versée, au temps des grandes chaleurs, sur le corps d'un jeune sujet de médiocre embonpoint, rappelle quelquefois la chaleur (du centre à la circonférence). La chaleur ainsi rétablie fait cesser le tétanos. v, 21.

TÊTE (DOULEUR DE). Voyez CÉPHALALGIE.

TÊTE (PESANTEUR DE). DIAGN. *Causes.* 1. Les vents du midi rendent la tête lourde, iij, 5.

2. Les températures australes journalières occasionnent des pesanteurs de tête. iij, 17.

3. Les fumigations aromatiques rendent la tête pesante. v, 28.

THÉRAPEUT. 4. L'eau chaude guérit la pesanteur de tête. v, 22.

TÊTE (PLAIES DE LA). DIAGN. Voy. CERVEAU, n° 3.

PRONOSTIC. *Mauv. sign.* 5. La blessure de la tête, suivie de stupeur ou de délire, est de mauvais présage. vij, 14.

Présag. d'autr. malad. Voyez CRANE.

TOUX. DIAGN. *Caus.* 1. Un automne pluvieux et austral, après un été sec et boréal, occasionne des toux. iij, 13.

2. La température du printemps produit cette maladie. iij, 20.

3. Les vieillards sont disposés à la toux cararrhale. iij, 21.

4. Les enfans du premier âge sont sujets à la toux. iij, 24.

5. Le froid, la neige, la glace excitent la toux. v, 24.

Sign. prés. 6. Dans les fièvres ardentes, ceux qui ont une toux sèche, fréquente, un peu laborieuse, sont moins tourmentés par la soif. iv, 54.

Pronostic. *Sign. mort.* 7. La toux des hydropiques est funeste. vij, 47.

8. Ceux qui, avant la puberté, deviennent bossus, par une toux sèche (permanente), mourront bientôt. vj, 46.

TREMBLEMENT. Pronos.

Bon sign. Dans les fièvres ardentes, les tremblemens cessent lorsque l'esprit s'altère. vj, 26.

TROUBLE. DIAGNOST. *Sign. prés.* 1. Les urines qui déposent diverses matières non mélangées, dénotent un grand trouble dans le corps. vij, 33.

PRONOSTIC. *Bon sign.* 2. Dans les troubles du ventre, l'évacuation naturelle, supérieure ou inférieure, des matières qui doivent être évacuées, est avantageuse. On la supporte facilement. j, 2.

Mauv. sign. 3. Lorsqu'au contraire la nature n'expulse que les matières qui doivent être retenues, c'est un mal. Une telle évacuation est bien pénible. *Ibid.*

TUBERCULE. DIAGN. *Caus.* 1. Les tubercules paraissent principalement au printemps. iij, 20.

2. Les enfans (de 7 à 14 ans) sont sujets aux tubercules. iij, 26.

3. Dans les fièvres longues *,

il paraît des tubercules aux articulations. iv, 44.

* Les aiguës qui durent plus de quatorze
jours.

4. Ces tubercules ont lieu pendant la convalescence des mêmes
fièvres, lorsque les malades prennent trop d'alimens. iv, 45. —
vij, 64.

Pronostic. *Bon signe.* 5. Les
tubercules de l'urètre se dissipent
par la suppuration. iv, 82.

Mauvais signe. 6. L'ouverture
spontanée d'un tubercule interne
est suivie de faiblesse, de vomissement et de syncope. vij, 8.

Thérap. 7. Observez les excrétions dans les cas d'éruption tuber-
culeuse ; car si elles sont bilieuses,
le corps est entièrement malade ;
si elles sont comme dans l'état de
santé, vous pouvez, sans hésiter,
prescrire des alimens. ij, 15.

TUMEUR. Pronostic. *Bon sign.*

sign. 1. Ceux à qui il survient de la tuméfaction sur les bords de leurs blessures, sont moins sujets aux spasmes et au délire. v, 65.

2. Les tumeurs molles sont de bon présage. v, 67.

Mauv. sign. 3. Les grandes et graves blessures, dont les bords ne sont pas tuméfiés, sont dangereuses. v, 66.

4. Les tumeurs dures sont à craindre. v. 67

Présag. d'autr. malad. 5. La résolution subite des tumeurs (inflammatoires), qui paraissent sur les bords des plaies postérieures, donne lieu à des convulsions et au tétanos. Si cette résolution se fait de la même manière sur des plaies antérieures, elle produira la manie, ou des douleurs latérales aiguës, ou une suppuration (interne), ou une dyssenterie, surtout si ces tumeurs ont une couleur rouge. v, 65.

THÉRAP. 6. Les engorgemens articulaires se guérissent par une douche d'eau froide. v, 25.

TURGESCENCE. Voy. ORGASME.

TYMPANITE. Voy. HYDROPISIE, n° 6.

U

ULCÈRE. DIAGNOST. *Causes.*

1. Les ulcérations de la bouche règnent surtout en été. ij, 21.

2. Les pustules ulcéreuses se manifestent principalement au printemps. iij, 20.

3. Les ulcères putrides des parties génitales ont lieu en été. iij, 21.

Sign. prés. 4. L'ulcération des reins et de la vessie est désignée par le pissement de sang. vj, 75.

PRONOS. *Bon sign.* 5. Ceux qui ont des tumeurs inflammatoires autour des ulcères, sont moins exposés au délire et aux convulsions. v, 65.

Mauv. sign. 6. Une prompte disparition de ces tumeurs produit des spasmes et le tétanos. Lorsque cet accident a lieu autour des ulcères antérieurs, il est suivi de délire, ou de douleur aiguë dans les côtés, ou d'empyème, ou de dyssenterie, principalement lorsque ces tumeurs sont rouges. v, 65.

7. Les ulcères sont de mauvais caractère, quand leur circonférence est dénuée de poil. vj, 4.

8. Les ulcères guérissent difficilement chez les hydropiques. vj, 8.

16

9. Tout ulcère qui dure un an ou plus, carie nécessairement l'os qui est dessous : il laisse de profondes cicatrices. vj, 45.

10. L'état érysipélateux des bords d'un ulcère qui met un os à découvert, est redoutable. vij, 19.

11. Les pulsations dans les ulcères donnent lieu à des hémorragies de mauvais augure. vij, 21.

THÉRAP. 12. Le froid agace les ulcères. v, 20.

13. L'eau chaude favorise la suppuration de quelques ulcères ; elle en assure la guérison. v, 22.

Voyez PLAIES.

URÈTRE (TUBERCULE DE L').
Voyez TUBERCULE, n° 5.

URINE. DIAGN. 1. Observez les excrétions des voies urinaires.

Voyez si les urines sont comme dans l'état de santé : dans ce cas, elles indiquent une légère maladie; dans le cas contraire, elles en désignent une plus forte. vij, 66.

Sign. prés. 2. Les urines (crues) qui contiennent différentes matières non mélangées, indiquent un grand trouble dans le corps. vij, 33.

Pronost. 3. On peut juger par l'inspection des urines, si une maladie se terminera bien ou mal, si elle sera courte ou prolongée. j, 12.

4. Les matières fécales et les urines évacuées facilement sont avantageuses ; dans les cas contraires, elles désignent un état pénible. iv, 47.

Urine copieuse. Diag. 5. Une ample excrétion d'urine, pendant la nuit, indique de très-modiques déjections. iv, 83.

PRONOST. 6. Dans les fièvres, la douleur des lombes et des hypochondres, avec borborygmes, est ordinairement suivie d'une diarrhée ; mais si le malade rend une grande quantité d'urine et des vents, la diarrhée n'a pas lieu. iv, 73.

URINE ÉPAISSE. DIAG. 7. Dans les fièvres, avec céphalalgie violente, l'urine est trouble comme celle des jumens. iv, 70.

8. L'urine épaisse qui contient des matières semblables à du son, indique une affection psorique de la vessie. iv, 77.

PRONOST. *Présag. d'autr. mal.* 9. Dans les fièvres, l'urine épaisse comme celle des jumens annonce de violens maux de tête. iv, 70.

URINE BLANCHE. PRONOS. *Bon*

sign. 10. Une évacuation copieuse d'urines épaisses et blanches, qui arrive au quatrième jour des fièvres aiguës, préserve des abcès qui peuvent survenir aux articulations dans le cours de ces fièvres. iv, 74.

Signe mortel. 11. Les urines blanches délayées et transparentes, telles qu'on les observe dans la phrénésie, sont funestes. iv, 72.

Philiste de Thasos, malade depuis deux jours, rendit de pareilles urines, et mourut dans la matinée du cinquième. *Epid. liv.* 3, *sect.* 2, *malad.* 4.

Diverses matières contenues. Diagnos. 12. Les globules charnus et les filamens observés dans les urines épaisses viennent des reins. iv, 76.

13. Les bulles qui restent sur l'urine, indiquent une maladie de reins qui sera de longue durée. vij, 34.

16.

14. La matière grasse et épaisse, qui se rassemble à la surface de l'urine, dénote une affection aiguë des reins. vij, 35.

ÉNÉORÈME. PRONOS. *Bon sign.*

15. Le nuage rougeâtre suspendu dans les urines, au quatrième jour d'une maladie aiguë, promet une heureuse terminaison pour le septième, pourvu que les autres signes soient favorables. iv, 71.

SÉDIMENT. DIAGN. 16. L'urine délayée au-dessus, avec dépôt de matière bilieuse, indique la gravité de la maladie. ij, 32.

17. Un sédiment sablonneux dans l'urine dénonce le calcul de la vessie. iv, 79.

Cet aphorisme paraît apocryphe.

PRONOSTIC. 18. L'urine qui dépose une matière semblable à de la farine grossière, fait présumer que la maladie sera prolongée. vij, 31.

Urine sanguinolente. Voyez Reins, n°s 3, 5; Vessie, n°s 2, 6, 7.

Conclusion. Gardez-vous d'être induit en erreur; car la vessie peut être affectée de quelque maladie, et rendre des urines semblables à celles mentionnées ci-dessus : en ce cas, ces signes seraient spécialement applicables à la vessie, et non à l'état du corps en général. *Prœnot. Titr. xij.*

UTÉRUS. Voyez Matrice.

V

VARICE. Diagnostic. 1. Les chauves (qui ont la teigne) ne sont pas sujets aux grandes varices; si cependant il leur survient des varices, (la teigne se guérit), ils deviennent chevelus. vj, 34.

Pronostic. *Bon signe.* 2. Les

varices font cesser l'aliénation mentale. vj, 21.

VEILLE. Les veilles trop fréquemment prolongées sont dangereuses. ij, 3.

VEINE (OUVERTURE DE LA). Voyez SAIGNÉE.

VENT. Voyez FLATUOSITÉ.

VENT (AIR AGITÉ). V. SAISON, n° 23 et suiv.

VENTOUSE. Voyez MENSTRUES, n° 13.

VENTRE. DIAGNOST. 1. Les jeunes gens qui ont le ventre libre, jouissent d'une meilleure santé que dans le cas contraire ; mais en vieillissant, ils se portent moins bien, car alors leur ventre se dessèche pour l'ordinaire. ij, 53.

2. Les constitutions boréales journalières dessèchent le ventre. iij, 27.

3. Les vieillards sont sujets à l'humidité du ventre. iij, 31.

4. En hiver et au printemps, la chaleur du ventre est plus forte. j, 15.

Sign. prés. 5. Les douleurs de l'hypogastre et du périnée, avec émission goutte à goutte d'urine sanguinolente, désignent une maladie de la vessie ou des autres voies urinaires. iv, 80.

PRONOST. *Bons sign.* 6. Lorsque les fonctions du ventre se troublent, s'il se fait spontanément par le haut ou par le bas, une excrétion des matières qui doivent être expulsées, c'est un bien; cette évacuation est supportable. j, 2.

7. Dans les maladies, il est bon que les viscères du bas ventre con-

servent 'un certain embonpoint.
ij, 35.

Mauvais signes. 8. Dans les troubles du ventre, si la nature n'expulse, par le vomissement ou par les voies inférieures, que les matières qui ne doivent pas être évacuées, c'est un mal. Les malades supportent difficilement une telle évacuation. j, 2.

9. Les jeunes gens qui ont le ventre relâché, seront constipés dans leur vieillesse : ceux, au contraire, qui ont le ventre sec seront relâchés dans l'âge avancé. ij, 20.

10. L'extrême maigreur des parties contenues dans l'abdomen, et leur état de consomption, sont d'un mauvais présage dans les maladies. ij, 35.

Signe mortel. 11. La plaie de l'estomac est mortelle. v, 18.

Présag. d'autr. malad. 12. Le

sang épanché dans la cavité du bas ventre se convertit en pus. vj, 20.

THÉRAP. 13. Dans toute maladie, il est dangereux de purger par le bas, lorsque les viscères de l'abdomen sont extrêmement maigres, et dans un état de consomption. ij, 35.

VENTRE (DOULEUR DU). PRON. *Bon signe.* 14. Les douleurs superficielles du ventre sont plus supportables que celles qui sont profondes. vj, 7.

Mauvais signes. 15. Dans les fièvres, une forte chaleur du ventre, une douleur poignante au cardia (orifice supérieur de l'estomac) sont mauvaises. iv, 65.

16. Les douleurs vives des viscères de l'abdomen sont redoutables dans les fièvres aiguës. iv, 66.

17. La suppuration qui résulte des douleurs chroniques du bas

ventre est de mauvais augure. vij, 22.

18. Après une vive douleur du bas ventre, le refroidissement des extrémités est à craindre. vij, 26.

Présag. d'autr. mal. 19. Les tranchées, les douleurs de l'ombilic et des lombes sont suivies de tympanite, lorsqu'elles résistent aux purgatifs et à d'autres remèdes. iv, 11.

THÉRAPEUT. 20. La douleur de l'orifice supérieur de l'estomac, avec défaut d'appétit, vertiges, amertume de la bouche, indique le besoin de faire vomir. iv, 17.

VERRUE. V. EXCROISSANCE.

VERS. DIAGNOST. *Cause.* Les enfans sont sujets aux vers (lombries et aux ascarides). iij, 26.

VERTÈBRE. DIAGN. *Cause.*
Les enfans du deuxième âge sont sujets à la luxation intérieure des vertèbres supérieures du cou. iij, 26.

VERTIGE. DIAG. *Caus.* 1. Les constitutions journalières australes causent des vertiges. iij, 17.

2. La température de l'hiver donne des vertiges. iij, 23.

3. Les vieillards sont sujets à cette affection. iij, 31.

PRONOSTIC. *Sign. mort.* 4. Les vertiges avec vue trouble, aversion pour la lumière, sommeil profond et chaleur ardente, sont les avant-coureurs de la mort. viij, 15.

THÉRAP. 5. Les vertiges ténébreux accompagnés d'autres symptômes *, sans fièvre, réclament le vomitif. iv, 17.

* Voyez VENTRE, n° 20.

VESSIE. DIAGNOSTIC. *Causes.*
1. Les urines épaisses qui contiennent des matières semblables à du son, indiquent une affection psorique de la vessie. iv, 77.

2. L'urine qui coule goutte à goutte, avec éjection de sang pur et de caillots, douleur au bas ventre et au périnée, désigne une affection de la vessie (ou des parties voisines). iv, 80.

PRONOST. *Mauv. sign.* 3. Dans la vieillesse, les maladies de la vessie se guérissent difficilement. vj, 6.

THÉRAPEUT. 4. La chaleur est avantageuse dans les maladies de la vessie; le froid, au contraire, leur est très-nuisible, car il mortifie les parties affectées. v, 22.

VESSIE CALCULEUSE. V. CALCUL.

VESSIE (PLAIE DE LA). PRONOS.
Signe mortel. 5. Les grandes

coupures de la vessie sont mortelles. vj, 18.

Dans les cas de cystotomie * maladroitement pratiquée, et dans plusieurs autres circonstances.

* CYSTOTOMIE. Cette dénomination convient mieux à l'opération de la taille que celle de LITHOTOMIE, puisque dans cette opération, on ne coupe pas la pierre pour en faire l'extraction, mais bien la vessie.

La première de ces deux expressions est formée de deux mots grecs *kustis*, vessie, et *tomè*, incision, qui a pour racine *temnô*, je coupe : la seconde est dérivée de *lithos*, pierre, et de *temnein*, couper.

VESSIE (ULCÈRE DE LA). DIAG. 6. Les urines purulentes ou sanguinolentes signalent un ulcère (présent ou futur) de la vessie. iv, 75.

7. Ceux qui pissent du sang ou du pus, ou des matières écailleuses et fétides, ont la vessie ulcérée. iv, 81.

VIE. La vie est courte. j, 1.

Principalement dans ses rapports avec l'étude de la medecine.

VIEILLESSE. Voyez Age, n° 24 et suiv.

VIGUEUR. Diagnos. 1. Les symptômes sont faibles dans le commencement et sur la fin des maladies ; mais ils sont violens, lorsque le mal est dans son état de vigueur (époque de coction). ij, 3o.

Thérap. 2. Dans les maladies aiguës, observez bien si le malade pourra supporter une diète sévère jusqu'à l'état de vigueur ; ou s'il ne périra pas avant cette époque, pour n'être pas assez nourri ; ou si la maladie diminuera et cessera la première. j, 9.

3. Employez une nourriture légère dans les maladies qui par-

viennent rapidement à leur état de vigueur. Si cet état se manifeste tard, retranchez la nourriture un peu avant et pendant cette époque ; mais avant tout, prescrivez un régime propre à entretenir les forces. j, 10.

4. Purgez dans les premiers jours, seulement quand il est nécessaire ; car il ne faut pas le faire lorsque le mal a atteint son état de vigueur. ij, 29.

VIN. Thérap. 1. Le vin pur apaise la faim. ij, 21.

2. Il calme les douleurs des yeux. vj, 31.

3. Il est utile dans la dysurie et la strangurie. vij, 48.

4. Bu avec partie égale d'eau, le vin fait cesser les bâillemens, l'anxiété et l'horripilation. vij, 56.

VISCÈRE. Pronostic. *Mauv. signe.* Dans les fièvres aiguës, il faut redouter les fortes douleurs des viscères et les spasmes. iv, 66.

Voyez Ventre.

VOIX rauque. Voy. Enrouement.

Voix (perte de la). Diagn. *Cause.* 1. Une forte commotion du cerveau, quelle qu'en soit la cause, fait perdre subitement la parole. vij, 58.

Pronostic. *Sign. mort.* 2. Un homme ivre qui devient tout-à-coup muet, meurt dans les convulsions, à moins que la fièvre ne survienne, ou qu'il ne recouvre l'usage de la parole au moment où l'ivresse doit cesser. v, 5.

3. Celui qui, dans l'état de santé, éprouve subitement une douleur de tête, avec perte de la voix

et respiration stertoreuse, meurt en sept jours ; mais si la fièvre survient, il en réchappe. vj, 51.

VOLVULUS. Voyez PASSION ILIAQUE.

VOMISSEMENT. DIAGNOST.
Causes. 1. Les vomissemens sont communs en été. iij, 21.

2. Les nouveau-nés sont sujets au vomissement. iij, 24.

3. La navigation excite le vomissement. iv, 14.

4. Les blessures du cerveau donnent lieu au vomissement bilieux. vj, 50.

5. La rupture d'un tubercule interne cause le vomissement. vij, 8.

6. Le volvulus excite le vomissement. vij, 10.

PRONOSTIC. *Bons signes.* 7. Le

vomissement spontané est utile; on le supporte facilement lorsqu'il n'évacue que les matières nuisibles. j, 2.

8. Un vomissement accidentel fait cesser la diarrhée chronique. vj, 15.

Mauv. sign. 9. Les vomissemens spontanés sont à craindre; on les supporte difficilement, lorsqu'ils expulsent d'autres matières que celles qui sont nuisibles. j; 2.

10. Le hoquet et la rougeur des yeux qui résultent du vomissement, sont de mauvais présage. vij, 3.

11. Le vomissement est redoutable dans la passion iliaque. vij, 10.

La femme qui logeait chez Tisamène, étant affectee d'un iléus, vomissait fréquemment; elle mourut. *Epid. liv. 3, sect. 2, neuvième malade.*

Sign. mort. 12. Le vomissement de bile noire qui survient au commencement d'une maladie quelconque, est mortel. iv, 22.

VOMISSEMENT DE SANG. PRON. *Bons sign.* 13. Le retour du flux menstruel fait cesser le vomissement de sang (occasionné par suppression de cet écoulement). v, 32.

14. Le vomissement de sang est salutaire lorsqu'il est sans fièvre. vij, 37.

Mauv. sign. 15. Le sang évacué par les voies supérieures, de quelque nature qu'il soit, est de mauvais présage, quand il y a fièvre. iv, 25. — vij, 37.

Présag. d'autr. malad. 16. Le vomissement de sang est suivi de phthisie et d'une évacuation de pus par les voies supérieures. vij, 78.

THÉRAP. 17. Les rafraîchissans

et les astringens sont utiles dans le traitement de cette maladie. vij, 37.

VOMITIF. Indications. 1. Les vomitifs doivent être employés principalement en été. iv, 4.

2. Purgez par les voies supérieures, surtout en été, les sujets maigres qui vomissent avec facilité. iv, 6.

3. Dans les affections mélancoliques, lorsque c'est la bile jaune qui domine, les émétiques sont préférables aux autres évacuans. iv, 9.

4. Manque d'appétit, douleur d'estomac, vertiges et amertume de la bouche, sans fièvre, indiquent le besoin de faire vomir. iv, 17.

5. Les affections des parties situées au-dessus du diaphragme, réclament l'usage du vomitif chez

ceux qui ont besoin d'être purgés.
iv, 18.

6. Faites vomir les personnes vigoureuses, douées d'un excès d'humidité constaté par des sueurs copieuses et continuelles, chaudes ou froides. vij, 61.

Contre - indications. 7. Les vomitifs sont dangereux un peu avant la canicule et pendant sa durée (juillet et août). iv, 5.

8. Il est généralement dangereux de faire vomir en hiver. iv, 6.

9. On peut purger les phthisiques (avec précaution), mais non par les voies supérieures. iv, 8.

10. En hiver, les vomitifs sont dangereux pour les lientériques. iv, 12.

11. Ils sont nuisibles dans le volvulus. vij, 10.

Thérap. 12. Les malades supportent facilement les vomitifs,

lorsqu'ils en ont besoin; dans le cas contraire, ils les supportent difficilement. j, 25.

13. Humectez par des alimens plus copieux et par le repos, avant de faire vomir les personnes difficiles à purger par le haut. iv, 13.

VUE. Diag. *Caus.* 1. Les vents du midi rendent la vue trouble. iij, 5.

2. Dans la vieillesse, on est sujet à l'obscurcissement de la vue. iij, 31.

Pronost. *Sign. mort.* 3. Ceux qui ont la vue trouble, avec surdité, mouvement convulsif de la lèvre, des yeux, des paupières ou du nez, périront bientôt. iv, 49.

Voyez Ophtalmie, Yeux.

Y

YEUX. **DIAGN.** 1. Les constitutions boréales journalières irritent les yeux. iij, 17.

2. Le larmoiement est fréquent dans la vieillesse. iij, 31.

PRONOS. 3. Dans le traitement des maladies, il faut observer les signes que présentent les yeux. vj, 52.

Mauv. sign. 4. La rougeur des yeux qui succède au vomissement est de mauvais augure. vj, 3.

Sign. mort. 5. Les yeux tournés (et d'autres mauvais signes*) présagent la mort dans les fièvres continues, chez les sujets qui sont déjà bien affaiblis. iv, 49.

* Voyez **FIÈVRE**, n° 61.

5 *bis.* L'écoulement involontaire des larmes est dangereux dans les

fièvres et autres maladies. iv, 52.

6. Si les paupières entr'ouvertes laissent apercevoir un peu de blanc, c'est un signe mauvais et très-pernicieux, à moins que ce ne soit l'effet d'une diarrhée ou d'un purgatif, ou que le malade n'ait l'habitude de dormir ainsi. vj, 52.

THÉRAP. 7. Les affections des yeux se guérissent par l'usage du vin pur, des bains, des fomentations, de la saignée et de la purgation. vj, 3i.

Voyez OPHTALMIE, VUE.

FIN.

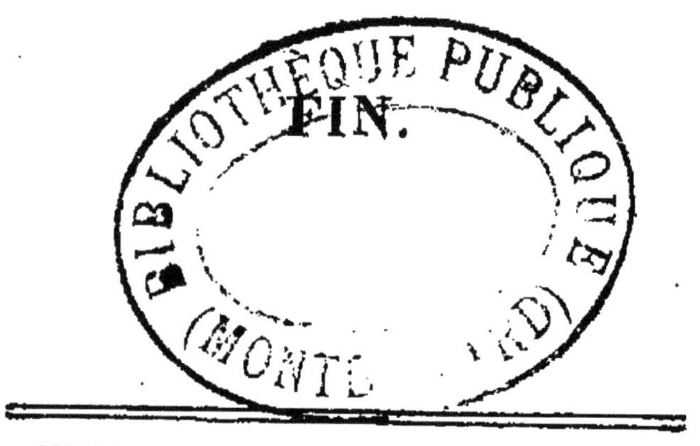

IMPRIMERIE DE CABUCHET, A BESANÇON.

www.ingramcontent.com/pod-product-compliance
Ingram Content Group UK Ltd.
Pitfield, Milton Keynes, MK11 3LW, UK
UKHW021013140726
13695UKWH00001B/224

9 782013 566544